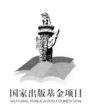

「十三五」国家重点图书出版规划项目

中医古籍名家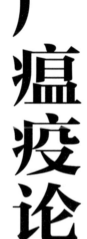丛书

总主编 ◎ 吴少祯

清·戴天章 ◎ 著

杨进 朱平 ◎ 点评

广瘟疫论

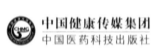

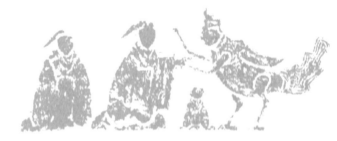

中国健康传媒集团
中国医药科技出版社

图书在版编目（CIP）数据

广瘟疫论／（清）戴天章著；杨进，朱平点评．—北京：中国医药科技出版社，2021.11

（中医古籍名家点评丛书）

ISBN 978 - 7 - 5214 - 2755 - 4

Ⅰ.①广… Ⅱ.①戴… ②杨… ③朱… Ⅲ.①瘟疫论 - 中国 - 清代 Ⅳ.①R254.3

中国版本图书馆 CIP 数据核字（2021）第 215598 号

美术编辑 陈君杞
版式设计 南博文化

出版 **中国健康传媒集团** | 中国医药科技出版社

地址 北京市海淀区文慧园北路甲 22 号

邮编 100082

电话 发行：010 - 62227427 邮购：010 - 62236938

网址 www.cmstp.com

规格 710 × 1000mm $^1/_{16}$

印张 10 $^1/_4$

字数 136 千字

版次 2021 年 11 月第 1 版

印次 2021 年 11 月第 1 次印刷

印刷 三河市万龙印装有限公司

经销 全国各地新华书店

书号 ISBN 978 - 7 - 5214 - 2755 - 4

定价 **28.00 元**

获取新书信息、投稿、为图书纠错，请扫码联系我们。

出版者的话

中医药是中国优秀传统文化的重要组成部分之一。中医药古籍中蕴藏着历代名家的思维智慧与实践经验。温故而知新，熟读精研中医古籍是当代中医继承、创新的基石。新中国成立以来，中医界对古籍整理工作十分重视，因此在经典、重点中医古籍的校勘注释，常用、实用中医古籍的遴选、整理等方面，成果斐然。这些工作在帮助读者精选版本、校准文字、读懂原文方面发挥了良好的作用。

习总书记指示，要"切实把中医药这一祖先留给我们的宝贵财富继承好、发展好、利用好"，从而对弘扬中医药学、更进一步继承利用好中医药古籍提出了更高的要求。为此我们策划组织了《中医古籍名家点评丛书》，试图在前人整理工作的基础上，通过名家点评的方式，更进一步凸显中医古代要籍的学术精华，为现代中医药的发展提供借鉴。

本丛书遴选历代名医名著百余种，分批出版。所收医药书多为传世、实用，且在校勘整理方面已比较成熟的中医古籍。其中包括常用经典著作、历代各科名著，以及古今临证、案头常备的中医读物。本丛书致力于将现有相关的最新研究成果集于一体，使之具备版本精良、校勘细致、内容实用、点评精深的特点。

参与点评的学者，多为对所点评古籍研究有素的专家。他们学验俱丰，或精于临床，或文献功底深厚，均熟谙该古籍所涉学术领域的整体状况，又对其书内容精要揣摩日久，多有心得。本丛书的"点评"，并非单一的内容提要、词语注释、串讲阐发，而是抓住书中的主旨精论、蕴含深义、疑惑谬误之处，予以点拨评议，或考证比勘，溯源寻流。由于点评学者各有专擅，因此点评的形式风格也或有不同。但其共同之点是有益于读者掌握、鉴识所论医籍或名家的学术精华，领会临床运用关键点，解疑破惑，举一反三，启迪后人，不断创新。

　　我们对中医药古籍点评工作还在不断探索之中，本丛书可能会有诸多不足之处，亟盼中医各科专家及广大读者给予批评指正。

中国医药科技出版社

2017年8月

余序

作为毕生研读整理、编纂古今中医临床文献的一员，前不久，我有幸看到张同君编审和全国诸多相关教授专家们合作编撰《中医古籍名家点评丛书》的部分样稿。感到他们在总体设计、精选医籍、订正校注，特别是名家点评等方面卓有建树，并能将这些名著和近现代相关研究成果予以提示说明，使古籍的整理探索深研，呈现了崭新的面貌。我认为这部丛书不但能让读者系统、全面地传承优秀文化，而且有利于加强对丛书所选名著学验主旨的认识。

在我国优秀、靓丽的文化中，岐黄医学的软实力十分强劲。特别是名著中的学术经验，是体现"医道"最关键的文字表述。

《礼记·中庸》说："道也者，不可须臾离也。"清代徽州名儒程瑶田说："文存则道存，道存则教存。"这部丛书在很大程度上，使医道和医教获得较为集中的"文存"。丛书的多位编集者在精选名著的基础上，着重"点评"，让读者认识到中医药学是我国优秀传统文化中的瑰宝，有利于读者在系统、全面的传承中，予以创新、发展。

清代名医程芝田在《医约》中曾说："百艺之中，惟医最难。"特别是在一万多种古籍中选取精品，有一定难度。但清代造诣精深的名医尤在泾在《医学读书记》中告诫读者说："盖未有不师古而有济于今者，亦未有言之无文而能行之远者。"这套丛书的"师古济今"十分昭著。中国医药科技出版社重视此编的刊行，使读者如获宝璐，今将上述感言以为序。

中国中医科学院

余瀛鳌

2017年8月

目录 | Contents

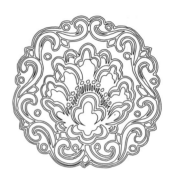

全书点评 | ◉

《广瘟疫论》为清初名医戴天章（字麟郊，晚号北山，江苏江宁县人）所著。约成书于1722年。

一、成书背景

自吴又可《温疫论》问世后，许多医家对温疫病有了较深的认识，并在此基础上形成了温疫学派，其中较为突出的当数戴天章。

《上元县志》载戴氏"尤精医理，博览深思，活人无算，谢之金，挥不受"。在研读医籍和诊疗实践中，戴氏深感河间、易水、东垣等先辈，只备治疫之方而少专论。同时认为吴又可《温疫论》虽能独辟鸿蒙，揭日月于中天，但当时医者，有见其书而不能信者，或知而不用者。有鉴于此，故"取吴氏之原本，或注释，或增订，或删改"而写成本书，意在辨瘟疫之通体异于伤寒，而尤慎辨于见症之始，因名其书为《广瘟疫论》。

全书共分4卷，另有附方1卷。卷一以辨气、色、舌、神、脉为纲，论时行疫疬与风寒异气、时行疫疬与风寒异受的区别，阐述时疫兼寒、兼风、兼暑、兼疟、兼痢等5个兼证，及夹痰水、夹食、夹郁、夹血、夹脾虚、夹肾虚、夹亡血、夹疝、夹心胃痛、夹哮喘等10个夹证的辨治；卷二对时疫与风寒引起的表证，如发热、恶寒等

31 个症状详加鉴别、对比；卷三对时疫与风寒引起的里证，如烦躁、呕等 40 个症状进行对比，以示区别；卷四介绍汗、下、清、和、补等治法，以及病后不表不里证、妇人、小儿等病证的辨治。卷末附有常用诸方 80 余首。

该书原误印为歙县郑奠一之书，名《瘟疫明辨》。戴氏孙祖启于坊中购阅之，即其先大父存存书屋之《广瘟疫论》，于乾隆四十八年（1778 年）校刻行世。1878 年由陆懋修（字九芝）对本书作删补，以其内容实际上统论了温热诸病，故更名为《广温热论》，清末又由何廉臣增补，名为《重订广温热论》。

本书主要参考乾隆四十八年校刻扫描本、人民卫生出版社 1960 年 9 月第 1 版《重订广温热论》、中国中医药出版社 2009 年第 1 版《广瘟疫论》。

二、主要学术思想

本书内容短小精练，在温病的许多理论方面有精辟的发挥，其主要学术思想体现在以下 4 个方面：

1. 界划温疫与伤寒

戴氏认为风寒二气虽有不同，然皆冷而不热，其中人也，郁而不宣，当其初受在表，均宜温散；温疫由伏气而成，热而不冷，其伤人也，热蒸而腐败，初起即宜凉解。因此，温疫与伤寒感邪性质不同。风寒从表入里，故汗不厌早，下不厌迟，以其性质属凉，必待入里化热，方可攻下凉解；温疫由里出表，虽出表而里未必全无邪恋，故下不厌早，汗不厌迟，以其性质属热，因此，温疫与伤寒受邪途径与发病趋势也不同。

2. 提出鉴别寒温五种辨法

戴氏认为温疫与伤寒鉴别之要"尤慎于见证之始"，特别是在温疫病的气、色、神、舌、脉五个方面加以辨别。

辨气即是辨别患者呼吸、分泌物及排泄物所散发的气味。温疫邪热从里蒸达于外，里热熏蒸，最易发生异常的气味，轻者盈于床帐，重则蒸然一室。其中酸臭为湿热交蒸，口气臭秽喷人，多属阳明腑热浊气上冲；血腥之气多见于热入血分迫血妄行；尸气多是热毒极盛秽气外发而成。伤寒之邪从外收敛入内，因此病初绝无臭气。

辨色即面部望诊。温疫患者因里热气蒸，面色多松缓而垢晦，面色黄滞多为湿热熏蒸，气机郁阻；面色红赤，午后尤甚为阳明实热；邪热深入下焦而见面赤，则为热劫肾阴；头目之间每多垢滞，或如油腻，或如烟熏是疫热熏蒸津液上溢于面所致。风寒初起由于寒性收引而里热蒸腾，所以面部多绷急而光亮。

辨舌主要辨舌苔。风寒在表，无苔，即使有白苔，亦薄而滑；而温热初起，便有白苔，且厚而不滑，或色兼淡黄，或粗如积粉。

辨神，由于温疫为火热之气，心为火脏，故极易神明受扰而出现神志异常之症，"初起令人神情异常而不知所苦，大概烦躁者居多，或如痴如醉，扰乱惊悸，及问其何所苦，则不自知，即间有神清而能自主者，亦多梦魇不安，闭目即有所见，有所见即谵语之根，缘温疫为天地之邪气……故其气专昏人神情也"。而风寒之邪伤人，其气不昏人神情，只有邪传入阳明胃腑，有的可以出现神昏谵语之症。

辨脉主要辨析风寒与温疫初起脉象之异。凡风寒初起，脉象多浮，至数清楚而不模糊；温疫初起，至数模糊而不清，或沉迟，或沉数无力，乃邪在阴分，热郁气滞之故，勿作虚视。

以上辨别气、色、舌、神、脉五个方面，是戴氏从其长期的医疗实践中总结出的温疫与伤寒初起的鉴别要点，有助于临床辨治。其内容虽未尽善，尚有局限性，但确实发展和丰富了温热病的诊断内容。

3. 擅治温病兼夹之证

戴氏对于温病的兼夹之证的辨治尤为擅长，总结出五兼十夹，并提出了相应的治疗原则与方药。五兼，即是兼寒、兼风、兼暑、兼疟、兼痢。凡言兼者，是指温热之邪复兼他邪为患，二邪自外入者。其治疗原则是以治疗温邪为主，略兼治他邪而病即解。十夹，即夹痰水、夹食、夹郁、夹血、夹脾虚、夹肾虚、夹亡血、夹疝、夹哮喘。凡言夹者，是指温邪夹有内病，内外夹发者。对于十夹的治疗，大体可分为三类：一是夹痰水、食积、血瘀、气郁等有形实邪，治当以夹邪为先，温邪为后，以清其夹邪，而温热疫毒始得透达解散；二是夹脾虚、肾虚、亡血诸虚证，其治疗以治邪为主，养正为辅，以疫邪最易伤正，不可养正遗邪；三是夹疝、哮、心胃痛诸旧病，其治则是但治疫邪，则旧病自已，以旧病乃新病所迫而发。当然，临床施治时，亦应适当兼顾旧病。经戴氏对温疫兼夹证的归纳，其内容更加系统完整，纲举目张，便于理解与应用。

4. 提出治温疫五大法则

对于温疫的治疗，戴氏列出了汗、下、清、和、补五法，并着重阐述了此五法在治疗中的特殊意义，从而使温热病的治疗原则进一步系统化，并趋于完善。

汗法：戴氏运用汗法，第一，强调汗法应用时机，主张"温病汗不厌迟"；第二，认为温病汗法的目的，"在乎通其郁闭，和其阴阳"。因戴氏所述主要是里热郁蒸的温病，在里热出表而邪郁肌表之时，可用辛寒、辛凉之剂，以清热透邪外达，并借以通其郁闭；若仅是里热而无怫郁肌表之症，则只需清其里热而无需解表发汗，故称"温病汗不厌迟"。但是如属温热在表之新感温病，亦应及早使用辛凉透表法，使邪从汗解。若亦拘此"汗不厌迟"之说，反易于传里生变。

下法：戴氏运用下法强调一是"在乎下其郁热"，二是提出"温病下不厌早"。戴氏认为温病因里热郁蒸，用苦寒下夺，正是釜底抽薪，使郁热有外泄之机，故主张"温病下不厌早"。近代不少医家对这一观点颇为赏识。当然，温病是否用下法还应根据有无下法的适应证。

清法：戴氏强调清法在温热病的治疗中十分重要，指出"时疫为热证，未有不当清者""当清者十之六七"。戴氏所用清法主要是取辛寒、苦寒之品，对于热郁气分或化火者甚为恰当。若热在营血，或热闭心包、热盛动风者，则叶天士之清营凉血、清心开窍、凉肝息风诸法，更为具体。

和法：戴氏所称和法，并非和解少阳，而是指调和之法，即两法并用以及善后调理。如寒温并用、补泻合剂、表里双解、平其亢厉等。由此可知，戴氏所述之和法，实寓有汗、下、清、补等法综合运用之意。

补法：戴氏认为温热病伤阴者多，亦有因用药寒凉太过而致伤阳者。因此，补阴补阳，又当酌其轻重而不可偏废。

综上可见，本书内容以论述发于里的温热病（即伏气温病）为主，于时疫与伤寒详加判别，较王安道、吴又可所论更为全面、系统，而且论治纲目清楚，条分缕析，便于学习与掌握，故何廉臣在《重订广温热论》中指出："以余所见，专论伏气温热各症精详者，自北山此书始。"

三、学习要点

由于本书的内容是对《温疫论》的进一步发挥，所以应先了解《温疫论》的内容，从而明确哪些理论是吴又可的，哪些内容是戴氏增加的。虽然戴氏是继吴又可《温疫论》而阐述，但二书所论述的温疫性质和范围有所不同，吴氏所论的温疫是属湿热秽浊之邪引起的一种疫病，而戴氏所论温疫病的范围要广泛得多，而且对温疫病中出现的各种症状的辨治和温疫的主要治法做了较全面的总结，从而对后世临床证治有重要的指导意义。

同时，本书所论虽以伏气温病为主，但所提出的许多辨治内容对于各种温热病都是适用的，是温病学术体系的重要组成部分，这也正是本书的价值所在。

另一方面，本书的内容尚应与其他的温病著作互相参照，互为补充，从而能全面掌握温病学的学术体系。

杨进　朱平

2021 年 3 月

自序

　　瘟疫一证，历代明哲具有成方。如仲景有大青龙汤、阳旦汤、越婢汤、黄芩汤、白虎汤、大小柴胡汤、三承气汤、麻黄升麻汤诸条，列瘟疫之见证，为汗法、下法、和法、双解法，轻重深浅，纤毫备具。特散见于诸经条中，而未尝直指其名为瘟疫，非不欲明言也。其书本伤寒立论，而互为区别之书，非专论瘟疫之书，且上古文辞简易，详于辨证，而不详于立名，欲人从证上细辨，则不必于名上区别，而自无混治之失。嗣是而后，河间有《宣明五气论》，则论瘟疫较详，立法更备。如桂苓甘露饮、黄连解毒汤、三己效方、凉膈散、人参石膏汤、双解散，诸方皆是，而亦未正其名。易老东垣，大羌活汤、九味羌活汤，立方更备，而亦无专书、无特名。至吴又可先生贯串古今，融以心得，著时行《瘟疫》一论，真可谓独辟鸿蒙，揭日月于中天矣。顾其书具在，而时贤有未见而不用其法，或虽见其书。而不能信者，无怪矣！有口诵其书，啧啧称道，而对证施方，仍多不用其法。口则曰此时证也，而手则仍用伤寒之方，拘伤寒之法者，比比皆然。愚揣其情，必非知而不用也，知其名而未得其辨证之法耳！愚目击心伤，不揣固陋，而取吴子之原本，或注释，或增订，或删改，意在辨瘟疫之体异于伤寒，而尤慎辨于见证之始，故首增辨气、辨色、辨脉、辨舌、辨神诸论于开卷，使阅者一见了然，则吴子之书，人人可用，而瘟疫之横夭者少，生全者多，诚斯世斯民之幸也！

上元戴天章麟郊甫识于存存书屋
乾隆四十八年岁在癸卯夏五月望日孙男嗣琦谨书

沈序

　　六淫之邪，中人为病，风寒尤甚。盖风者，善行数变，其势猛急。寒者，收引拘束，其气坚凝。故其病人也不假少贷而为患至速。各家医书，均首列中风、伤寒二门，以示后学。习是业者，咸致力于风寒，以求诸病扩而充之，触类引伸，固无所不概。若执而守之，亦不免刻舟求剑，而所遗实夥。虽长沙有论，后学注释繁多，究使指归不定，以致湿温、时疫，漏而不讲。迨吴又可《瘟疫论》出，稍使人知疫与伤寒同途异归，不可拘伤寒法而治疫。然其辨悉，犹不若《广瘟疫论》之提纲挈领，晓畅明白，能使不习医者洞然领略也。予于庚寅，偶得此书，故友王村舟言是书乃金陵前辈麟郊戴公存存书屋之稿本，近为仪征郑氏所刻，发坊未久，板已散失，坊间竟无觅处，予每惜之！庚子迁居北城，得识国子学正戴敬咸先生，乃知麟郊公为先生之祖，因叩及是书藏本，与予所得者相校雠，一字无讹，虽郑氏前刻，未将存存书屋之来由道出，情似掠美，然非其剖劂流传，则予亦不得睹见，而无由与敬翁先生探其本源也，因怂恿梓行，以继前徽。壬寅冬正在付梓，尚未蒇工，而敬翁先生忽婴疾而逝，今其嗣君踵成是书，嘱予纪其本末，予亦不敢以固陋辞，谨叙其事，以纪麟郊公之作美于前，而得其贤嗣继美于后，庶此不刊之书，得以永垂霄壤，救济生灵，实可上媲长沙之功，而庇医林后学于不浅矣！

乾隆四十八年岁次昭阳单阏氏皋月会稽沈懋发撰

程序

　　张仲景《伤寒论》不只为伤寒一证用也，经络、脏腑、表里洞然。善读者诚扩而充之，运用不穷，故为医门圣书。独瘟疫一证，治法又别，其始末疑似之交，非更有善本剖析精详，终不免毫厘千里之误。此洞庭吴氏之书绍仲景而独辟其奥也。况瘟疫病多，真伤寒病少，其于济世尤急。旧称长沙于《伤寒论》外兼有治疫之书，而世远失传，洵可惜也。余弱冠习举子业，兼从田淑姜先生读轩岐《灵》《素》诸书，于吴氏《瘟疫论》颇曾究心。嗣稽山家叔授以存存书屋《广瘟疫论》抄本，知为乡先辈麟郊戴公所著。命篇分类，亦从吴氏书折衷而出，内增辨证八，兼证五，夹证十，条分缕析，尤为寿世良法。数年来，每于风雨鸡鸣，讲明切究及临证时，觉有得心应手之妙，益信是书之为功大也。辛丑冬，晤赠公文孙未堂先生，幸将出其藏本，刊板行世，庶可公诸海内，用垂不朽。并嘱余志其端末，爰敬跋数言，以附卷后。

乾隆四十七年岁次壬寅冬十月既望
江宁后学程家珏葵百氏顿首拜识

戴祖启序

　　先大父北山先生，以通儒邃医学，所论著伤寒杂病诸书及《咳论注》《疟论注》《广瘟疫论》凡十数种，皆先世父雪村先生行楷细字，录藏于家。近书坊中有刻本《瘟疫明辨》四卷，祖启购阅之，即先大父存存书屋《广瘟疫论》也。虽易其名，幸未改窜其文，不知何人误刻为歙人郑某之书。在先大父固不争此，而子孙见之，不容不正也。因出存存书屋原本，校而刻之，以纠讹传，广先德。因叹《伤寒》一书，注者百家，至程郊倩实为独辟鸿濛，后有慈溪柯韵伯《论翼》出，而《伤寒》之书，叹观止矣。瘟疫一证，古无成书，至吴又可，实为独辟鸿濛，更有先大父此书出，而瘟疫之书叹观止矣。事固有更阅数千年而后得所折衷者，此类是也。代生名贤，民何幸欤！

乾隆四十七年岁在壬寅秋七月望后二日

孙男祖启谨识

考上元县志：戴天章，字麟郊，邑庠生；少师林青雷，习举子业，好学强记，所读经史，能通部逆背，如瓶泻水；壮为文，干禄不足，于是求有用之学；自天官、地理、算数、射弋，以及书、画、琴、棋之类，无不探微极要；尤精医理，博览深思，活人无算，谢之金，挥不受，四方淹雅名流至，必下榻请教。课诸子，督以勤苦力学；晚号北山，学者称北山先生。长子瀚，字巨川，雍正元年，癸卯一甲第二人。恭遇覃恩，敕赠文林郎翰林院编修，例赠中宪大夫。乾隆辛卯，孙翼子官御史，再遇覃恩，敕赠朝议大夫赠如其官。

卷之一

一 辨气

风寒，气从外收敛入内，病无臭气①触人，间有作臭气者，必待数日转阳明腑证之时，亦只作腐气②，不作尸气③。

瘟疫，气从中蒸达于外，病即有臭气触人，轻者盈于床帐，重则蒸然一室，且专作尸气，不作腐气。以人身脏腑、气血、津液，得生气则香，得败气则臭。瘟疫，败气④也，人受之，自脏腑蒸出于肌表，气血、津液逢蒸而败，因败而溢，溢出有盛衰，充塞有远近也。五行原各有臭气：木臊、金腥、心焦、脾香、肾腐，以臭得其正，皆可指而名之。若瘟疫，乃天地之杂气，非臊、非腥、非焦、非香、非腐，其触人不可名状，非鼻观⑤精者，不能辨之。试察厕间粪气，与凶地尸气自判然矣。

辨之既明，治之毋惑。知为瘟疫而非伤寒，则凡于头痛、发热诸表证，不得误用辛温发散；于诸里证，当清、当下者，亦不得迟回瞻顾⑥矣。

---

① 臭气：指患者口中、身体所发出的热臭、秽恶气味。
② 腐气：指酸腐、热臭之气味。
③ 尸气：指类似尸体腐败时所发出的恶臭气味。
④ 败气：指因病而发生的败坏之气。
⑤ 鼻观：即以鼻嗅闻。
⑥ 迟回瞻顾：迟疑徘徊，瞻前顾后，指疑虑过多。

【点评】本节阐述了通过辨气味鉴别风寒与瘟疫的方法。

1. 辨气味可以区别风寒与瘟疫　感受风寒之邪，初起时患者一般没有明显的异常气味可闻及，只有当邪入阳明、里热亢盛或热结已成时，方可闻到热臭气味，这种气味多呈酸腐样，不会出现像尸体腐败时所发出的恶臭气味。而瘟疫病在初病之时，患者口鼻和身体上即可散发出明显的臭气。其程度轻者，仅在被褥或床帐里闻及；严重者，一入病人卧室即可闻到，而且这种臭气主要表现如尸体腐败时发出的恶臭气味，一般不出现酸腐气味。戴氏认为，人体的脏腑气血津液在正常的状态下是不会发出难闻气味的，只有在感受疫气后，其败坏之气从脏腑外蒸而达于肌表，使气血津液腐败，而其臭气溢于体外。这与风寒外感于表，肌腠闭塞而无臭气可闻，在临床表现上完全不同，因而可以作为辨别风寒、瘟疫的重要依据。

2. 辨气味的意义及其机理　闻病人气味以辨别病情是中医四诊的重要内容之一，但历代中医著作中对通过辨气味来区别风寒与瘟疫尚很少提及。戴氏通过大量临床实践，体会到风寒与瘟疫初起在体气表现上有所不同，这对于后学颇有指导意义。

外感病患者体气的产生每与感邪性质和汗、热等因素有密切关系。风寒初感，多表现为无汗、热势不甚，所以多无明显的异常体气。瘟疫所感之邪每夹秽浊，其病初起时即可有里热蒸腾，汗液外泄，因而甚易有热臭气味发出，如夹有秽浊之气，更有皮肤垢浊油腻，体气尤为明显。其病重者，脏腑气血津液甚易腐败，故有时会发出尸臭之气。因而体气确可反映出感邪的性质、热势之高低、病情之轻重。至于辨别风寒与瘟疫对指导治疗的意义是不言而喻的，即戴氏所说的"辨之既明，治之毋惑"。

二 辨色

风寒主收敛，敛则急①，面色多绷急光而洁，瘟疫主蒸散，散则缓，面色多松缓而垢晦②。人受蒸气，则津液上溢于面，头目之间多垢滞，或如油腻，或如烟薰③，望之可憎④者，皆瘟疫之色也。一见此色，虽头痛、发热，即不得用辛热发散；一见舌黄、烦渴诸里证，即宜攻下，不可拘于下不厌迟之说。

【点评】本节主要论述通过望面色辨别风寒与瘟疫的方法。

1. 辨面色可以区别风寒与瘟疫　感受风寒者，由于寒主收敛，故发病之初面色多绷急而光洁；瘟疫病患者，由于邪热郁蒸于里，津液上溢于面，故面色多较污垢晦滞，或如有油腻涂面，或如烟熏之状。因而从面色的不同也可以分辨风寒与瘟疫。

2. 辨面色的机理　望面色是中医望诊的重要内容之一，本节面部望诊主要是观察颜面皮肤的急缓和洁垢。风寒初犯于人，每热势不甚而无汗，故面色多绷急而光洁。瘟疫病初发，每里热较甚而汗出黏腻，因而面色多松缓而垢晦，尤其是夹湿热秽浊之气者尤为明显。

---

① 急：指拘急、紧缩。
② 垢晦：污垢而晦浊。
③ 烟薰：现代汉语作"烟熏"，下同。
④ 憎：讨厌、厌恶。

三 辨 舌

风寒在表，舌多无苔，即有白苔，亦薄而滑；渐传入里，方由白而黄，转燥而黑。

瘟疫一见头痛发热，舌上即有白苔，且厚而不滑，或色兼淡黄，或粗如积粉。若传经入胃，则兼二三色，又有白苔即燥与至黑不燥，大抵疫邪入胃，舌苔颇类风寒，以兼湿夹痰之故而不作燥耳。惟在表时，舌苔白厚，异于伤寒，能辨。于在表时不用辛温发散，入里时则用清凉攻下，斯得矣。

【点评】本篇主要论述望舌苔辨别风寒与瘟疫。

1. 寒初起舌苔及其变化的特点　风寒在表时，舌象多无明显变化，苔少或有薄白滑润之苔。当表寒化热传里后，其苔方由白转黄，进而转为黄燥，甚则出现黑燥之苔。

2. 疫初起舌苔及其变化的特点　瘟疫病初起时即可见白厚之苔，或淡黄而厚，或白苔粗厚如积粉。据此可知戴氏所谓瘟疫主要是指湿热秽浊之邪所引起的一种温热病，其舌苔白粗厚如积粉正是湿热秽浊初发于膜原的典型舌苔表现。当伏于膜原的湿热秽浊之邪化热化燥，而传经入胃，则其苔色可变为黄色或黑色，苔质变为焦燥。故戴氏强调，疫邪传入胃后，其舌苔表现与风寒传入阳明者多无明显区别，只是若兼湿浊之邪未完全化燥者，其苔可仍腻而不燥。

3. 风寒与瘟疫辨别舌苔的意义　戴氏强调，观察舌苔表现对辨别风寒与瘟疫初起证候具有重要临床意义，伤寒初起苔薄白滑润，而瘟疫初起苔白黏腻如积粉，因此，对白厚腻之苔，不可妄用辛温发汗之剂，而当用芳香辟秽之品；当疫邪化热化燥，深入于胃，苔变黄燥或黑燥时，则可与伤寒邪入阳明同法，大剂清凉攻下。从本节所论可知，戴氏所说的温疫主要是兼湿者，所以其临床表现往往具有湿热秽浊的特点。

四 辨 神

风寒之邪伤人，令人心知所苦，而神自清，如头痛作寒热之类，皆自知之；至传里入胃，如或有神昏谵语之时。缘风寒为天地正气，人气与之乖忤①而后成邪，其气不昏而神清也。

瘟疫初起，令人神情异常而不知所苦。大概烦躁者居多，或如痴如醉，扰乱惊悸。及问其何所苦，则不自知。即间有神清而能自知者，亦多梦寐不安，闭目即有所见，有所见即谵妄之根。缘瘟疫为天地邪气，中人人病，中物物伤，故其气专昏人神情也。

【点评】本节阐述了风寒与瘟疫在神情方面的不同表现及其有关机理。

1. 风寒与瘟疫神情表现不同 风寒之邪犯于人，其邪在表，里无病邪，故心神正常，神识清楚而能自知头痛、恶寒发热等痛处，待寒邪化热传里，里热亢盛，方能扰乱心神而出现神昏谵语。

瘟疫病初起时里热即盛，每易扰乱心神而引起神情异常，多数表现为烦躁不安，或如痴如醉，扰乱惊悸，自己不能叙述病痛所在。即使有的患者神识清楚而能自主，也每有睡中多梦，难以

---

① 乖忤(wǔ 五)：乖，反常；忤，违背。

安睡，有的闭目即有幻觉出现，这都是发生谵妄的前兆。由此可见，风寒与瘟疫的患者在初病时，神情即有不同表现，据此，有助于区别风寒与瘟疫。

2. 寒与瘟疫神情表现不同的机理　对于风寒与瘟疫在初起时神情有不同表现，戴氏从风寒为天地正气、瘟疫为天地邪气来解释。其实这正反映了病邪性质、所犯部位及病情轻重的不同。感受风寒之邪，初起邪在卫表，热势不甚，仅见表证，病情尚轻，自然不会出现心神异常表现；瘟疫病来势急，病情重，初起即有里热炽盛，故能扰乱心神而出现各种心神失常的临床症状。

五辨脉

瘟疫之脉，传变后与风寒颇同，初起时与风寒迥别。

风寒从皮毛而入，一二日脉多浮，或兼紧、兼缓、兼洪而皆浮者，迨①传入里，始不见浮脉，其至数亦清楚而不模糊。

瘟疫从中道而变，自里出表，一二日脉多沉。迨自里出表，脉始不沉，乃不浮不沉而数，或兼弦，或兼大而暂不浮，其至数则模糊而不清楚。其初起脉沉迟，勿作阴寒断；沉者，邪在里，迟者，邪在阴分也，脉象同于阴寒，而气色、舌苔、神情依前诸法辨之，自有不阴寒。或数而无力，亦勿作虚视，缘热蒸气散，脉不能鼓指，但当解热，不宜补气，受病之因有不同，故同脉而异断也。

【点评】本节阐述风寒与瘟疫初起脉象表现的不同。

---

① 迨(dài 带)：等到。

1. 风寒与瘟疫初起脉象的不同　瘟疫与风寒之病在发生传变，入里化热后，其脉象多无显著区别，然而在发病初起时二者的脉象则迥然有别。风寒初起，邪客于表，其脉象多浮，太阳伤寒者脉见浮紧，太阳中风者，脉见浮缓，其至数皆清楚而不模糊。如寒邪化热传里，方不见浮脉。

瘟疫病多属里热内发，邪势郁伏，故初起脉象多沉，其至数每模糊不清。如里热得以透达于表，其脉不沉，而多呈不浮不沉而数。可见，伤寒、瘟疫初起感邪有寒温之异，病位有表里之别，故脉象也有浮沉的差别。

2. 瘟疫初起特殊脉象及与相似脉象的鉴别　瘟疫病初起亦可见沉迟脉，这主要是湿热秽浊之邪，郁闭于里，阻遏气机所致。阳气郁伏，不能鼓动，故脉沉而迟缓。对此切不可诊断为阴寒病证，如结合前述辨气色、舌苔、神情，则不难对二者作出鉴别。瘟疫病亦有脉象为数而无力者，此乃里热内蒸而致气散不能鼓指所致，切不可误以为是虚证，故治疗应主以解热，而不宜投用补气之法。由此可见，由于病因不同，即使出现相同的脉象，其机理亦各不相同。

以上五节为戴氏"五辨"之论，即从辨气、色、舌、神、脉来区别风寒与瘟疫，主要是从上述五方面区别风寒表证和湿热性疫病在初起表现的不同。戴氏所论实为经验之谈，要而不繁，对于临床辨治甚有指导意义。

辨时行疫疠与风寒异气

风主疏泄，寒主凝泣，二气虽有不同，然皆冷而不热。其中人也，郁而不宣，方其初受在表，均宜温散。麻黄汤、桂枝汤、芎苏①、十神②、神术③等方，皆散寒之剂，非解热之剂。

时行之气④，属湿温二气合成，热而不冷。其中人也，立蒸而腐败，方其初传在表，即宜凉解。大青龙汤、六神通解散⑤、九味羌活汤、葳蕤汤⑥、大羌活汤⑦、人参败毒散，皆解热之剂，非散寒之剂也。

以解热之剂治风寒，轻则寒中呕利，重则厥逆亡阳；以散寒之剂治瘟疫，轻则衄、渴、谵妄，重则枯竭亡阴。此气之不可不辨也。

【点评】本节阐述风寒与时行疫气的致病特点及治疗宜忌。

1. 风寒与时行疫气的致病特点　风与寒虽然一主疏泄，一主收引，但合而致病其性仍属寒凉凝滞，侵犯人体后可致腠理闭塞、毛窍不开，阳气郁而不得宣发，而见恶寒重、发热轻，头痛，身形拘紧，苔薄白，脉浮紧等。

---

① 芎苏：方书中以芎苏为名的方剂较多，其中芎苏饮有三方，芎苏散有七方。根据上下文义，此处似指《增补内经拾遗》卷三引《太平惠民和剂局方》之芎苏散。方由川芎、苏叶、枳壳、桔梗、柴胡、半夏、广陈皮、白茯苓、干葛、甘草组成，治疗感冒风寒，发热恶寒，头疼身痛者。

② 十神：指十神汤。出自《太平惠民和剂局方》。由葛根、升麻、陈皮、炙甘草、川芎、紫苏叶、白芷、麻黄、赤芍、香附等组成，具有疏风散寒理气和中的功效。主治外感风寒，内有气滞证。

③ 神术：指神术散，方出《杨氏家藏方》。由苍术、藁本、香白芷、细辛、羌活、川芎、甘草、生姜、葱白组成，治疗四时瘟疫，头痛项强，发热憎寒，身体疼痛，及伤风鼻塞声重，咳嗽头昏等。

④ 时行之气：在王叔和《伤寒例》是指非其时而有其气引起的疫病，此处指疫病之病因。

⑤ 六神通解散：方见《广瘟疫论》附卷。麻黄、甘草、黄芩、石膏、滑石、豆豉，加葱、姜煎。

⑥ 葳蕤汤：方出《类证活人书》。由葳蕤、石膏、白薇、麻黄、川芎、葛根、羌活、炙甘草、杏仁、青木香组成。《广瘟疫论》附卷里，本方无葛根，有菊花。

⑦ 大羌活汤：方出《卫生宝鉴》。《广瘟疫论》附卷所载该方药物与之有所不同。《广瘟疫论》方由羌活、防风、细辛、苍术、白术、川芎、黄芩、生地、甘草、防己、知母、独活、黄连等组成。

时行疫疠之气为湿与温二气合成，属温热之性，其侵犯人体后即有邪热蒸腐气血津液之变，可见壮热，口渴，脘痞，苔腻等表现。可见戴氏所说的时行疫疠即指瘟疫的致病之因而言，是具有湿与热特性的秽浊之邪，与吴又可所说的"戾气"相似，而与王叔和"非其时而有其气"的"时行"的概念完全不同。

2. 风寒与时行疫气致病的治疗　由于风寒与时行疫疠的病邪性质不同，致病特性迥然有别，故治疗亦各不相同。风寒者，治疗应投辛温发散之剂以温散肌表风寒，可选麻黄汤、桂枝汤、芎苏散、十神汤、神术散等辛温方剂。时行疫疠致病，初起邪在表为主者，则宜凉解邪热，可选大青龙汤、六神通解散、九味羌活汤、葳蕤汤、大羌活汤、人参败毒散等解热之剂。若用寒凉清解之剂治风寒之证，必致寒邪入里，阳气大伤，轻则引起寒邪犯中而呕吐下利，重则甚至四肢厥冷而亡阳。若误用辛温散寒之剂治疗时行疫疠而致的瘟疫，必然助热化火而耗伤阴液，轻则引起衄血、烦渴、谵妄，重则导致阴液枯竭而亡阴。

应当注意的是，戴氏虽力主治瘟疫初起即须投凉解之剂，但其所举六神通解散、苏羌饮、葳蕤汤等方，多数仍未脱离辛温范畴。故从临床而言，上述方剂对于初起里热炽盛或湿热秽浊致病者，并不适宜。后世何廉臣在《重订广温热论》中将戴氏所列凉解诸方改为栀子豉汤、葛根黄芩黄连汤、麻杏石甘汤、黄芩汤等，确为有识之见。

辨时行疫疠与风寒异受

风寒从表入里，自皮毛而肌肉，而筋脉，而胸膈，而胃肠，一层渐深一层，不能越此而入彼，故汗不厌早，下不厌迟，为和为解，浅深毫不可紊。以其气皆属冷，一层收敛入一层，必待寒化为热，邪敛入内，方可攻下凉解，否则邪未入里，预用攻利凉解，虚其里气，反引表邪内陷，而成结胸、痞、利诸险证也。

时症从口鼻而入，先中中焦，后变九传。其传里出表，虽出表而里未必全无邪留。经过之半表，未必全无邪干，故下不厌早，汗不厌迟，为和为解，浅深必不可拘。以其气皆属热，热能作蒸，不必郁变，而此蒸即带彼热，未出表时，强欲温表，在始则引毒热燎原之势，为斑、衄、狂、喘诸凶；在未传则伤真阴，为枯槁、沉昏、厥逆诸危也！

【点评】本节在阐述风寒与时疫有感邪途径和病邪传变区别的基础上，提出了伤寒"汗不厌早，下不厌迟"，时疫"下不厌早，汗不厌迟"论点。

1. 伤寒"汗不厌早，下不厌迟" 风寒之邪侵袭人体，历来都认为是自皮毛而入，初起寒邪束表，卫阳郁闭，出现恶寒重、发热轻，头痛，鼻塞流涕，身形拘紧，苔薄白，脉浮紧等表寒见症。表邪不解，则逐渐化热入里，因而治疗上要力争及早发汗解表，以祛除在表之邪，使邪不能深入，故曰伤寒"汗不厌早"。当寒邪化热，传入胃腑，必待阳明里实已成时，方可使用苦寒攻下之法。若邪尚在表而早用攻下凉解之法，易损伤中焦之气，引表邪深入而变生结胸、痞、下利等各种危重病证，故曰：伤寒"下不厌迟"。

2. 时疫"下不厌早，汗不厌迟" 时疫之邪是由口鼻而入，先犯中焦，病之早期即有里热郁蒸，其后即使由里出表，向外传变，其里实热依然存在，故应及早用苦寒下泄之法，使邪热有外泄之路，故时疫"下不厌早"，此与吴又可"攻下不拘结粪"之说可谓一脉相承。当时疫之里热怫郁于表而致邪不外泄时，仍以泄其里热为主，切忌妄用辛温解表之法，若误用温散，起始时可助长邪热之势，致邪热更盛，从而出现发斑、衄血、发狂、喘急等危证，最终则耗伤真阴，出现阴液枯竭、昏迷、厥逆等危证，故时疫"汗不厌迟"。

3. 对风寒与时疫汗、下早迟的认识　风寒"汗不厌早，下不厌迟"，时疫"下不厌早，汗不厌迟"之说，是戴氏在吴又可等前人论述基础上，结合个人的临床体会所提出的一个著名学术论点，较好地把握了风寒之邪伤人，先郁闭于表，然后逐渐化热入里，而温热之邪伤人，入里传变最速的病邪传变特点，对于区别风寒与温热性质疾病的治疗，丰富外感热病的治疗大法具有重要意义。但是，所谓汗、下的迟与早只是相对而言的，临床切不可拘泥。如伤寒阳明腑实已成，亦须当机立断采取苦寒攻下之法，不可一味强调"下不厌迟"而延误病情；又如温热时疫初起，若无阳明里实，亦不可滥用攻下；另一方面若温热时疫出现热郁肌表的表证，亦须及时采用解表之法，不过不宜用辛温而宜用辛凉透解之剂。因而，对风寒与时疫治疗汗、下的早、迟应结合临床实际灵活对待。

辨传经

温疫传经与伤寒不同：风寒从表入里，故必从太阳而阳明，而少阳，而入胃；若温疫则邪从中道而出表入里，惟视人何经本气之强弱为传变，故吴又可曰：疫邪有先表后里者，有先里后表者，有但表不里者，有但里不表者，有表胜于里者，有里胜于表者，二句，吴又可本作"有表里偏胜者"一句。有表而再表者，有里而再里者，有表里分传者，此为九传。

愚按：所谓表者，发热、恶寒、头痛、头眩、项强、背痛、腰疼、腿膝足胫酸痛、自汗、无汗，及头肿、面肿、耳目赤肿、项肿、发斑、发疹皆是。所谓里者，渴、呕、胸满、腹满、腹痛、胁满、胁痛、大便不通、大便泄泻、小便不通、小便黄赤涩痛及烦躁、谵妄、沉昏、舌燥、舌卷、舌强、口咽赤烂皆是。

在风寒从表入里，里证必待渐次闭郁而成，故见表证，不必兼见里证，且入里之后，表多自解，故见里证之后，不必复见表证。若温疫本从中道而出表，故见表证时，未有不兼一二里证者，且未有不兼见一二半表里之少阳证者。仲景所云：阳明少阳合病，必自下利；三阳合病，脉浮大，上关上，但欲眠睡，目合则汗；三阴合病，腹满身重，难发转侧，口不仁而面垢，谵语遗尿，皆指瘟疫言也。且瘟疫属蒸气，出表入里，原自不常，有入里下之而余邪不尽仍可出表者。尝见谵妄、沉昏之后，病愈数日，复见头疼、发热，复从汗解者，此所谓表而再表，风寒必无是也。更有下证全具，用承气汤后，里气通而表亦达，头痛、发热得汗而解，移时复见舌黑、胸满、腹痛、谵妄，仍待大下而后愈者，此所谓里而再里，风寒必无是也。

若夫表里分传之证，风寒十无一二，疫证十有六七。但据传经之专杂以辨之，一经专见一经证者多风寒，一经杂见二三经证者多疫证；日久渐转属者多风寒，一日骤传一二经或二三经者多疫证。则虽病有变态，而风寒不混于疫证，疫证不混于风寒，施治自无讹误矣。

至若辨气、辨色、辨舌、辨神俱已清楚，而投之以治疫之药，复有不效者，则以时疫有独发，有兼夹他证之故。是以辨时疫异于他证矣。至夹他证者，则此人时疫与彼人时疫又有不同，尤当细辨。其兼证凡五种，夹证凡十种，详列于后。

【点评】本节阐述了温疫与伤寒在传变方面的区别。

1. 温疫与伤寒的病邪传变有别　戴氏认为，温疫与伤寒在传变上的区别在于：温疫是病发于里，由里出表；伤寒则初病在表，从表入里。具体而言，风寒犯人，初见表证，此时邪在肌表，不必兼有里证。至于温疫的传变则较复杂：温疫病邪犯中道，病发于里，按人体本气强弱之不同而有"有先表后里者，有先里后表者，有但表不里者，有但里不表者，有表胜于里者，有里胜于表者，有表而再表者，有里而再里者，有表里分传者"等9种传变状况。所谓表，是指发热恶寒，头痛头眩，项强，背痛腰疼，腿膝足胫酸痛，自汗或无汗，以及头、面肿，耳目赤肿，项肿，发斑发疹等表现；所谓里，是指口渴，呕吐，胸满，腹满，腹痛，胁满，胁痛，大便不通，大便泄泻，小便不通，小便黄赤涩痛，以及烦躁谵妄，昏愦不语，舌燥，舌卷舌强，口咽赤烂等见症。由于温疫邪自里而发，即使外达于表而现表证，必然仍兼有里证。温疫病后病愈数日，又见头疼、发热而再从汗解的，即"表而再表"，又有用承气汤后里通表达，又见舌黑、胸满、谵妄而再用攻下后愈的，即"里而再里"。温疫病每多杂见二三经证，或一日传一二经或二三经。可见温疫病情较复杂且传变迅速，与伤寒的传变明显有别。

2. 伤寒能否出现"合病"　戴氏说《伤寒论》中所说的阳明少阳合病、三阳合病、三阴合病是指温疫而言，非指伤寒，点出了《伤寒论》是多种外感热性病的辨治专书，其中也包括了某些温疫病在内。但是也不能绝对地认为风寒之邪犯人不会出现上述的"合病"。

此外，本书中戴氏所说的瘟疫、温疫、时行疫疠等，其实所指皆一，都是指某些病发于里，又有传染性的急性热病，究其属性又为湿热秽浊所致。

兼寒

其一有兼寒者，初起一二日，头痛、发热、身痛、恶寒，诸表证悉与时疫同，而以脉辨则不同：时疫多软，散而不浮，兼寒则多浮数、浮弦、浮大，甚至有浮紧者。再以证辨，亦微有不同：时疫多汗，兼寒则无汗为异。亦异于单受寒者：单受寒，无烦躁、口苦、口臭症，时疫兼寒，必有烦躁、口苦、口臭症也。一遇此等，更当辨其受寒与时疫孰轻孰重：疫重寒轻者，烦躁症多，无汗、恶寒症少，则当以败毒散加知母、石膏，或达原饮加羌、防、柴、葛，或六神通解散尤捷；寒重疫轻者，恶寒、无汗症必甚，烦躁必轻，则只用败毒散。其寒束于外，无汗、恶寒尤甚，疫郁于内，烦躁更甚者，冬月大青龙汤可借用，余月九味羌活汤最为的当。此证若治寒遗疫，必有斑、黄、狂、衄之变；治疫遗寒，复有厥逆、呕利、胸腹痞满之忧，驯①至沉困者不少，不可不知。然此皆为初起一二日言也，若日久则邪疫勃发，表寒不能自存而变为热，则惟以治疫之法治之而已。

【点评】本节论述温疫兼夹寒邪为患的证治。

1. 温疫兼寒的辨别　温疫初起有兼夹寒邪为患者，其发病早期的头痛、发热、身痛、恶寒等表证，与单纯温疫相同，其辨别要点应着眼于以下几方面：一辨脉，温疫不兼寒者，由于疫邪内郁，脉多软散而不浮；温疫兼寒，寒邪客表，疫邪内炽，脉多呈浮数、浮弦、浮大，表寒较甚者，可见浮紧之脉。二辨汗，温疫疫热迫津，故多汗；温疫兼寒，寒束肌表，腠理闭塞，故多无

---

① 驯：渐进。

汗。三辨单纯寒邪为病，温疫兼寒，乃疫邪内炽，寒邪外束，两邪同时为病，故除表寒症状外，必有烦躁、口苦、口臭等疫热内盛之象；若为单纯寒邪致病，表寒症症状虽同，自无烦躁、口苦、口臭等里热之症。四辨疫邪与寒邪之轻重。对于温疫兼寒的辨识，还应进一步辨别寒邪与疫热二者的孰轻孰重。一般而言，疫热重而寒邪微者，患者以烦躁表现明显，而恶寒、无汗症状不太突出；表寒重而疫热微者，则恶寒、无汗之象明显，而烦躁表现较轻；若寒束于外而疫邪郁于内，二者均甚者，则无汗、恶寒和烦躁症状均甚。

2. 温疫兼寒的治疗　戴氏指出，对于疫重寒轻者，可用败毒散加知母、石膏，或达原饮加羌、防、柴、葛，或六神通解散，治疫为主兼以散寒；寒重疫轻者，重用败毒散，散寒为主兼以清里；寒邪疫热俱甚者，冬月可用大青龙汤，余月当用九味羌活汤以散寒治疫并重。总之，对温疫兼寒的治疗须两者兼顾，散寒治疫并施，不可只顾治疫而忽视散寒，亦不可只温散表寒而忽视治疫。或只用辛温散寒之品，必然助长在内之疫热，助邪化火，深入营血，引动肝风，而致发斑、发黄、发狂、衄血等变证蜂起；或只治疫而忽视驱除寒邪，又势必因一味寒凉攻下清解，致寒邪被凉遏不能透解，而损伤阳气，出现厥逆、呕利、胸腹痞满等变证。当然，疫邪兼寒多只是在病初一二日出现，且维持时间不会太长，随着病情的发展，疫邪化热化火，热势转盛，则在表之寒邪亦不复存在，此时治疗只须以治里为主即可。

从临床而言，温疫兼寒多为温热病初期的一种证候，在新感引动伏邪的多种温病中可见到。戴氏提出治疗时不可治疫遗寒，亦不可治寒遗疫，必须视寒与疫之孰轻孰重而灵活施治，颇有临床指导价值，成为后世治疗新感引动伏邪温病的重要原则。

但戴氏在本节中所列举的方剂，虽有寒凉药物，但仍有温燥之嫌，临床具体运用时还须根据病情选择恰当的方剂和药物，不必拘泥。

兼风

其一有兼风者，初起一二日，表证与时疫悉同，鼻塞、鼻鸣、喷嚏、咳嗽与时疫略异，脉亦多浮，而与时疫之不浮不沉而数者微异，治法不大相远，即于时疫诸方中加荆、防，咳加前胡、杏仁、苏子而已。

大抵时疫兼寒，能令病势增重，兼风，反令病势易解。以寒主凝泣，则疫邪内郁，郁一分，病势增痼①一分；风主游扬②，则疫邪外疏，疏一分，病势解散一分。

【点评】本节论述温疫兼夹风邪为患的证治。

1. 温疫兼风的证治　温疫兼感风邪致病，初起表现与单纯温疫者大致相同，因风邪袭表，肺卫失司，故多伴鼻塞、鼻鸣、喷嚏、咳嗽等肺卫不和症状；脉象也与单纯温疫有所不同，温疫初起之脉多不浮不沉而数，若兼风邪，由于风性轻扬，向上向外，故脉多呈浮象。治疗只须在治疫当用方中加入荆芥、防风等驱风散邪之品；若咳嗽等肺气不宣之症显著者，可加入前胡、杏仁、苏子等宣肺止咳之药。

2. 温疫兼风与兼寒对病情的影响　戴氏提出："大抵时疫兼

---

① 痼：顽固。
② 游扬：指风性疏泄、善行数变。

寒，能令病势增重，兼风反令病势易解。"认为温疫兼寒多致病情加剧，而兼风则可致病情缓解。其依据主要是寒邪与风邪的性质，寒性收引，主凝涩，温疫兼寒易致腠理闭塞，里热不易外泄，里热郁闭故病势增重；风性轻扬，主疏散，温疫兼风多见腠理疏松有汗，里热易于随汗外泄，郁热易散故病势较轻。此说不能一概而论，从临床而言，温疫兼有风邪犯肺者并不一定病情较轻，相反因风为阳邪，善行而数变，风能助长火热之势，可致病势急而传变速，如叶天士所说"温邪上受，首先犯肺，逆传心包"，即为风热由肺卫直入心包，而致病情突变，出现神昏谵语等险恶之证，临床必须警惕。

兼暑

时疫兼寒、兼风，四时皆有，至若兼暑一证，惟长夏有之。初起一二日，与时疫无异，只胸满、呕利为异，而脉则兼弦、细、芤、迟，不似时疫不浮不沉而数，治法，于时疫诸方中，微减发表之味，如用羌即不用独，用柴即不用前。盖时疫多汗，暑证更多汗，两邪逼出表汗，则表必虚，故发表之味不可重复也。寒润之药尤宜减，清热之味亦宜减，以邪从表出，郁热必轻，过用清凉，恐致寒中，而增呕胀泄利。况表气太泄，里气必虚，易犯厥脱之证，故清凉寒润不可太多也。最宜加用分利燥脾之品，木通为上，滑石次之，猪苓、赤苓、泽泻又次之。盖分利则暑与疫皆从清道①而出，邪有去路，正不必徒以寒凉逆折取效也。间有表见身痛，宜用香薷，里见腹满，宜用苍术者。

---

① 清道：指小便所行之路。

再，时疫兼暑，则病势反缓，以疫中瘟气属亢阳，暑为阳之阴，阳得阴则解，虽不能尽解，然得一分阴气，则和一分亢阳。每见时疫兼暑，其谵妄、舌燥诸症反缓者，职①此故也。

【点评】本节论述温疫兼夹暑邪为患的证治。

1. 温疫兼暑的证治　温疫兼暑与前述的温疫兼寒、兼风有所不同，温疫兼寒、兼风一年四季均可发生，而温疫兼暑则有明显的季节性，仅见于夏末秋初之长夏季节，其临床表现与单纯温疫的不同之处在于伴见胸满、呕吐、下利等暑湿内阻，胃肠气机不利之症，同时其脉象也多兼弦、细、芤或迟。可见戴氏所谓兼"暑"，实则为温疫兼夹暑湿之邪为患，而非单纯暑热酷烈之邪。

对于温疫兼夹暑湿之证的治疗，当于治疫方中加入淡渗分利、燥湿健脾之品，如木通、滑石、猪苓、赤苓、泽泻等，冀暑湿与疫邪从小便而出，此即所谓"治湿不利小便非其治也"。戴氏认为，由于温疫邪热内郁，里热蒸腾，多有汗出，而暑性疏泄，则更易多汗，表气较虚，因而在运用治疫诸方时不能过用发散之品，如用羌活即不用独活，用柴胡即不用前胡，以防发汗过多而损伤阳气。戴氏强调对温疫兼夹暑湿的治疗也不宜滥用寒润、清热药物，因本证肌表疏松，汗出较多，郁热较轻，过用寒凉药物反易损伤阳气。其实不可过用寒凉之理，主要是因为本证属暑湿内郁，过用寒凉必凉遏湿邪，湿郁气机则必增呕吐、腹胀、泄利等症。当然，若表气郁闭较甚而身痛者，可加香薷以清暑解表；湿困气滞而致腹满者，可加用苍术燥湿健脾，又不可拘于上述少用发散、寒凉之戒。此皆戴氏临床所得，颇有临床参考价值。

---

① 职：缘由。

2. 温疫兼暑与病情轻重的关系　戴氏认为温疫兼暑其病势反缓，病情较轻，原因是"以疫中温气属亢阳，暑为阳之阴，阳得阴则解，虽不能尽解，然得一分阴气，则和一分亢阳"。此说似较勉强。戴氏所论温疫兼暑之证，实则为温疫病中的一种类型，或为某些发于夏令的疫病，其中有病情较轻者，但亦不乏病势急、病情重者，不可一概而论，更不能认为疫兼暑则病情反可轻缓。

戴氏对本类病证的治疗仅加用分利之品也嫌不足，其它清化暑湿之品当酌情加入。如属暑湿困阻中焦而致胸满、脘痞、呕利者，还可投以辛开苦降之王氏连朴饮等方剂。对于暑热致疫者，则应大剂寒凉直折火势，可用余氏清瘟败毒饮之类清暑泄热之品，对此又不可拘于"寒润之药尤宜减，清热之味亦宜减"之说。

兼疟

时疫有似疟、有转疟、有兼疟之不同，用药亦有微异。似疟者，寒热往来，或一日二三次，或一次，而时无定也，时疫初起多有之。转疟者，时疫谵妄、烦渴大剧之后，已经大汗、大下，仍有余邪不解，复作寒热，转成疟象也，时疫末路[①]多有之。兼疟之证，乃寒、暑、时疫合病也，其证寒热有常期，疟证全具，但热多寒少，且多烦渴扰乱，热势迅速，神情昏愦，秽气触人为异，秋令多有之。

时疫所以似疟者，因邪气盘错[②]于募原，欲出表而不能透达，欲陷里而未得空隙，故见半表半里之少阳证也，治法宜达原饮加柴胡为

---

① 末路：指病之后期。
② 盘错：即盘根错节，喻盘曲交错。

主。时疫所以转疟者，因汗、下后，邪气已衰，正气来复，邪正相争，故在先阳气独亢，有热无寒者，今则以阴液渐回而寒热相争矣。在先邪气秉纲①、昼夜燥热无休止时者，今则邪气渐退，正气渐复而寒热发作有时矣，治法以养正为主，祛邪佐之，小柴胡汤、炙甘草汤、柴胡四物汤②、参胡三白汤③，量余邪之盛衰，视阴阳之盈亏，酌而用之。至若兼疟之证，最为难治。吴又可曰：疟疾二三发或七八发后，忽然昼夜烦热、发渴、不恶寒、舌上苔刺、心腹痞满、饮食不进，下证渐具，此时疫证见，疟疾证隐也。以疫证方药治之则生，疟家方药治之则剧。治之如法，脉静身凉，每日或间日，寒热复作有常期者，时疫解而疟邪未尽也，仍以疟法治之。

愚按：时疫与疟病不甚相远，疫乃湿、温二气合病，疟乃风、寒、暑、湿四气合病，其邪气之杂而不纯相类，疟邪横连募原，时疫亦发于募原，其受邪之处相类。但时疫之温气，发则为亢阳，故宜下、宜清之证多；疟之暑气，停则为郁滞，故宜宣利之证多耳。所以时疫初起，方用达原饮，与疟之主方用清脾饮④，药品亦多相类，至其传变，则缓急轻重迥乎不同也。善悟者于此处细参，思过半矣。

【点评】本节论述温疫似疟、转疟及兼疟的证治。

1. 温疫似疟的证治　所谓温疫似疟，是指见于温疫病初起，以寒热往来，发无定时，类似疟疾为特征的一种证候表现。如伏

---

① 秉纲：为主宰之意。秉，执掌；纲，总要。

② 柴胡四物汤：方出《素问病机气宜保命集》。由川芎、熟地黄、当归、芍药、柴胡、人参、黄芩、甘草、半夏曲组成，主治日久虚劳，微有寒热。戴天章以生地易熟地，半夏易半夏曲，并加姜、枣。

③ 参胡三白汤：由人参、白术、柴胡、白芍、白茯苓组成，白水煎。戴天章自注中称，若脉微弱，口渴，心烦，加麦冬、五味子。若烦，口苦，心下痞，加黄连、枳实。若不眠，加竹茹。

④ 清脾饮：方出《妇人大全良方》。由青皮、柴胡、厚朴、黄芩、半夏、甘草、白术、草果仁、茯苓、生姜组成，主治瘅疟，但热不寒，或热多寒少者。

暑初起暑湿之邪郁于少阳，见寒热似疟，口渴心烦，脘痞，身热午后较重，入暮尤剧，天明得汗诸症稍减，但胸腹灼热不除，苔黄白而腻，脉弦数者，即属似疟之列，实则并非疟疾。温疫之所以出现寒热似疟，主要是由于湿热秽浊之邪，盘踞膜原，少阳枢机不利所致。膜原外通肌肉，内近胃腑，为三焦之门户，实一身之半表半里。湿热秽浊郁伏膜原，阻遏阳气，外渍肌肉，内阻气机，故临床除有寒热如疟表现外，尚有脘痞、身痛有汗、手足沉重、呕逆胀满，舌苔白厚腻浊如积粉等表现，治疗可用达原饮加柴胡以疏利透达膜原湿浊。可见温疫似疟主要见于湿热秽浊之邪引起的疫病，若属单纯热邪所致温疫则较少出现。

2. 温疫转疟的证治　所谓温疫转疟，是指温疫病后期，经过大汗、大下后，病邪大部已祛，正气逐渐来复，正气奋起与余邪相争，而出现寒热发作有时的症状，这是正邪交争，正胜邪却的佳兆，实际也非疟疾。叶天士在《温热论》所说邪留气分不解者，"犹可望其战汗之门户，转疟之机括"中的转疟，即是指邪热渐衰，正气奋起与之相争，驱邪外出而病解的一种良好转归。临床转疟者，多出现于疫病的后期，往往因邪热炽盛而有热无寒或燥热无休止之后，随着邪气渐退，正气渐复而出现寒热往来的表现，此时治疗当"以养正为主，祛邪佐之"，颇得要领。戴氏还强调本证"阴液渐回"，治疗自当复其阴液，但其所列小柴胡汤、炙甘草汤、柴胡四物汤、参胡三白汤等方，多为和解之中加入补气养血之药，稍觉偏于温燥，若能以养阴透邪之法治之则更贴切病机，如《温病条辨》之青蒿鳖甲汤较为合宜。

3. 温疫兼疟的证治　所谓温疫兼疟，是指温疫与疟疾同时发病，兼而有之的情况。戴氏认为其病因是寒暑与疫邪同时致病，多见于秋季，其表现则有典型的疟疾寒热定期发作的特征，因疫毒内炽，故一般发热重而恶寒轻，并伴有热势迅速增高，口渴欲饮，扰乱不安，神情昏愦，口中及身体有秽臭之气等温疫的表现。温疫兼疟的治疗相对前两种情况而言较为棘手，吴又可治疗强调"以疫证方药治之则生，疟家方药治之则剧"，着眼于祛除疫邪，不能妄投疟药，而戴氏认为温疫因湿温二气为病，疟疾因风寒暑湿四气合而为病，二者病因有其相近之处，受邪之处又均在膜原，故治疗用药多相类似而又有所区别，温疫里热较甚，故用攻下、清里为多，疟疾暑湿内郁多见，故用宣气、利湿为多，因此治疗温疫兼疟可用清除疫邪的达原饮与和解截疟的清脾饮并施。戴氏强调温疫兼疟与单纯疟疾的治疗虽有相似之处，但两者在病邪传变后，其病情的轻重缓急则有明显的不同，若能着眼于此，则抓住了问题的关键所在。

综上所述，温疫似疟只是温疫初起所见的寒热往来，发无定时的类似疟疾的表现，其实并非疟疾；温疫转疟为温疫病后期，由于邪热渐衰而正气来复，正邪剧争，正气驱邪外出时出现的如疟状的寒热时作，其实也非疟疾；温疫兼疟则是温疫与疟疾并发，病机复杂，且发病急，病情重，传变快，故治疗较前二者为难，但仍可用治疫、截疟并施治之。戴氏所说治疫与治疟"药品亦多相类，至其传变，则缓急轻重迥乎不同也"。点出了温疫与疟疾的不同，颇有临床参考价值。

兼痢

时疫本多自利证，表证初起，即每日解数次稀臭水者是也，详见后"自利"条下。更有春夏之交得时疫，即兼下利红白而里急后重者，名为疫痢。初起慎不可从痢治，盖痢属里证，今兼疫邪之发热、头痛，为表里俱病。先用治疫之法解其表，表解而里自和，其痢多有不治自愈者。若用治痢之法先清其里，里气虚而表邪陷，轻者增其烦躁、沉困，重者遂至呕逆、昏愦而危矣。所以古人于疫痢初起专主仓廪汤①，其方乃人参败毒散一意解表，但加陈仓米以和中养脾胃，俟表证解后，里热证具，方可议清、议下，不但香连、芍药、承气之类宜缓，即淡渗分利之剂，亦宜缓投于表证未解之先也。若太阳证不见而微见少阳、阳明证者，则柴葛五苓散不妨借用。

利证夹表，不可清里，不特时疫兼证为然。凡一切痢证微兼身热，即宜慎用苦寒淡渗，用之若早，必增呕逆，此历验不爽者。

疫证兼利，其热势反多缓，亦由痢为暑气，阳中之阴，能和亢阳，且郁蒸之热有所疏泄故也。若疫毒太甚，骤发即下纯红、纯紫恶血，或兼见舌燥、谵妄诸恶证者，黄连、大黄又在急用，不可拘此论矣。

以上五条，其辨明所以为瘟疫兼证，固已不惮②逐类详审。然总以前所备具气、色、舌、神、脉五辨为主，五者之中，必有一二确据，方于疫门求治，否则各按各门施治可也。若混以时疫治之，为害甚矣。

【点评】本节论述温疫兼痢的证治。

温疫由于里热炽盛，或因感受湿热秽浊之邪，均可影响胃肠消化、传导功能而出现下利，其特点是稀臭如水样大便，每日数次，这是温疫病常见症状，只须治其疫邪，里热得清则下利自止，不是本节所要论述的内容。

温疫兼痢，又称疫痢，是指发生于春夏之交的温疫，初起除

---

① 仓廪汤：又名仓廪散。方出《普济方》。由人参、茯苓、甘草、前胡、川芎、羌活、独活、桔梗、柴胡、枳壳、陈仓米、生姜、薄荷组成。主治噤口痢，毒气冲心，有热作吐者。

② 惮：怕。

有发热、头痛等疫邪犯表症状外，伴见下利赤白黏液、里急后重等痢疾表现，为温疫与痢疾同时发病。对于此证的治疗，戴氏强调当"先用治疫之法解其表，表解而里自和"，初起可用仓廪汤，取人参败毒散解表散邪，逆流挽舟，佐陈仓米以和养脾胃以护中，使由表入侵之邪，再由表而出，则痢疾之便脓血、里急后重等症状亦可随之而愈。若疫痢初起即见少阳或阳明证者，也可改用柴葛五苓散，以外散少阳、阳明之邪。此即喻嘉言治痢疾所立"逆流挽舟"之法在疫痢中具体运用。

综观戴氏所言温疫兼痢，实则属具有传染与流行特点的重症痢疾，故在下利赤白、里急后重的同时，有显著的表证和明显的全身热盛症状，病情较重，故戴氏称之为"疫痢"。疫痢与一般痢疾不同，初起治疗既不可套用香连丸、芍药汤等治痢方药苦寒清里，也不可早用淡渗分利之剂。若表邪未祛而妄用苦寒或淡渗，必损其中气，引表邪深入，轻者热扰心神、湿阻气机而致烦躁沉困，重则气机逆乱、窍机被遏而致呕逆昏愦。故戴氏强调"凡一切痢证微兼身热，即宜慎用苦寒淡渗，用之若早，必增呕逆，此历验不爽者"。当然，若疫毒之邪甚烈，初病即下痢纯红或纯紫恶血，并有舌燥、谵妄等重危见证，则当急清泻里热，大黄、黄连自可径用，而不必拘于先治其表之论。此说甚是，确为经验之谈。古代医家论述痢疾兼表的治疗，有的强调先解其表而痢自愈，也有的主张先治其里而表自解，皆因各自经验和治疗的证候有所不同，学习者当善于掌握其要领，临证加减变通，不可固执其辞。

至于戴氏"疫证兼痢，其热势反多缓"之说，似不能理解为温疫再兼患痢疾，其热势反而较缓，只可能是指疫痢流行时，一般病人的热势相对其它疫病来说不算太盛，但在临床上疫痢热势甚高，病情危急者也不少见。

戴氏的温疫兼寒、兼风、兼暑、兼疟、兼痢之"五兼"，不外乎以下三种情况：其一，温疫病初起的某种特定证候类型，如温疫初起伴见表寒证者、有肺经症状者、出现寒热往来、发无定时类疟表现者；其二，某些温疫的症状表现类似其它疾病者，如温疫后期的如疟表现、温疫病的似痢症状以及温疫表现为暑湿内盛者；其三，温疫与某些疾病兼感同时发病者，如温疫与疟疾同病、温疫与痢疾同病等。由于温疫本身不是一种具体的疾病，而是具有病情重、发病急、易传染等特点的外感热病的总称，因此不必把温疫与所谓兼病对立起来。如暑湿、疟疾、痢疾等都应按其自身治疗方法予以处理，若有温疫病表现者，在治疗用药上则有所变通，即戴氏所说："五者之中，必有一二确据，方于疫门求治，否则各按各门施治可也。"提示温疫与兼病既要予以区别，又不可将二者截然对立起来，值得临床参考。

夹痰水

饮入于胃，经蒸变而稠浊者为痰，未经蒸变而清稀者为水。痰与水，一物也，痰能作热，水能作冷。时疫属热证，故夹痰者更增其热，脉证治法，无甚参差[①]，但于治疫药中加瓜蒌、贝母，甚则加牛黄。夹水者，脉证往往相悖[②]，治法则有不同，不可不细辨也。

时疫之脉必数，而夹水在胸膈其脉多缓，甚则迟弦，此脉夹水之辨也。

时疫之舌，一经传里，即转黄、转燥、转黑，若有水在胸膈，则

---

① 参差：不一致。
② 相悖：相反，不一致。

烦躁、谵妄、沉昏诸症备具，而舌色白润，间有转黄黑者，亦必仍有白苔，或满舌黄黑，半边夹一二条白色，或舌尖舌本俱黄，中夹一段白色，此舌夹水之辨也。

时疫胸满，心下硬痛，手不可按，一有水在胸膈，心下虽满痛，按之则软，略加揉按，则瀄瀄有声，此证夹水之辨也。

时疫见夹水脉证，虽有表，不宜纯用辛凉发散，纯用辛凉则表必不解而转见沉困。有里证，不可遽用苦寒，早用苦寒，必转加昏愦。此水气郁遏热邪，阳气受困，宜于发表清里药中，加辛燥利气利水之品，以祛水气。迨水气去，郁遏发，然后议攻、议凉则无不效者矣。燥湿则半夏、苍术；利水则木通、苓、泽；利气则莱菔、草果、木香，甚至有须用大戟、芫花者。

在时疫虽属热邪，往往有投三承气、黄芩、白虎而不效，偶用温暖药收功者，遂相讼①清热之非，不知热邪乃其本气，夹杂乃其间气也。

【点评】本节论述温疫夹痰、夹水饮的证治。

痰与水同出一源，均是由于体内津液不能正常布化酝酿而成，只是在性状上稠浊者为痰，而清稀者为水饮。就其寒热属性而言，痰多为热，而水常属寒，故戴氏云："痰能作热，水能作冷。"但并不绝对。本节主要讨论温疫病夹痰与夹水的辨治，尤以后者为重点。

1. 温疫夹痰的证治　温疫病邪热内炽，熬炼津液而为痰浊；或病邪流连气分，三焦气化失司，以致津液不能正常布化而酿成痰，从而出现温疫夹痰之证。戴氏认为温疫夹痰与不夹痰在脉症治法上基本相同，此说有失偏颇。从临床而言，温疫夹痰，除有

---

① 讼：争辩是非曲直。

温疫一般表现外，必兼胸脘痞闷，泛恶欲吐，渴喜热饮，舌苔黏腻等痰湿内阻之症。王孟英对此深有体会："凡视温证，必察胸脘，如拒按者……多挟痰湿。"确为有得之见。对于温疫夹痰的治疗，戴氏主张在治疫当用方中加入瓜蒌、贝母、牛黄，确为治痰热要药。临证还应根据痰热停阻部位，选择相应化痰之药。如痰热壅肺，症见咳嗽黄稠脓痰，苔黄黏腻者，宜加瓜蒌、贝母、蛤壳、竹茹等清肺化痰之品；若热邪内陷，动风闭窍而致痰热壅盛，除见昏痉外，必有舌强言謇，口吐涎沫，甚或喉间痰声漉漉，苔黄腻等，则宜加入竺黄、胆星、菖蒲、郁金、竹沥及猴枣散等豁痰开窍之品。

2. 温疫夹水饮的证治　疫邪影响津液的正常布化易致水饮内停，温疫夹水饮与单纯温疫的临床表现方面有明显不同。戴氏主要从以下三方面辨析：一辨脉。温疫里热炽盛，其脉必数，夹水饮内停，胸膈阳气不得舒展，脉象多缓，甚至迟弦；二察舌。温疫疫邪传里，舌苔必转黄、转燥、转黑，若夹水饮内停胸膈，虽有烦躁、谵妄、沉昏等疫邪内盛见症，其舌苔必白滑；或舌苔已转黄黑，必仍有白苔；或满舌黄黑，但半边夹一二条白色；或舌尖舌本俱黄，中央一段白色，此皆温疫夹水饮舌象的特征。三视胸脘。温疫热阻胸膈，多胸满，心下硬痛，手不可按；温疫夹水饮内停，则心下虽满痛，按之则软，略加揉按，则漉漉有声。对于水气郁遏热邪，阳气受困的温疫夹水饮之病，治疗应在治疫所用的发表清里药中，加入辛燥利气利水之品，戴氏提出燥湿可用半夏、苍术；利水则用木通、茯苓、泽泻；利气用莱菔子、草果仁、木香，甚至可用大戟、芫花等峻下逐水之药。燥湿可健脾助运，有利水湿运化，利水则使水气有外出之信道，利气则有"气行则水行"之效，冀水饮外泻，气机流畅，有助于疫邪的清除。至于所列药物只是举例，不必拘之，药物过于温燥恐有助邪化热之弊。此外，戴氏强调治疗温疫夹水饮者，虽有表证，不可纯用辛凉发散，虽有里证，又不可遽用苦寒，皆为避免凉遏碍水之弊，必须治水与解表清里并施，确为经验之谈。

戴氏指出，某些温疫投用三承气汤、黄芩汤、白虎汤等苦寒清热、攻下之剂不效，反用温热药而收功，其原因即为温疫夹有痰水内停，非温燥不能祛其痰水，痰水一去，邪热得以外达之故。但并不是说所有的温疫都不可投以清热之法，因为温疫病毕竟热邪为病之本，而痰水只是其所夹，温燥只可治痰水而不能祛邪热，若不知用清热而只投温燥，反助其邪热而变证丛生，此说甚是。

夹食

时疫夹食者最多，而有食填膈上、食入肠胃之不同。入肠胃则为阳明诸热证，治法备于三承气汤。惟食填胸膈，往往有脉沉、手足冷者，误认三阴，投以温剂，亦无一毫热渴发见，但烦躁倍增，甚则一二日即死。盖胸中乃阴阳升降之路，食填之则气闭，气闭则热郁于下而无所疏泄，误温则热愈郁。热郁于内，故外无发热症；热郁于下，故上无口渴症。疫热以出表为轻，入里为重；在浅为轻，入深为重。此证一温，则逼邪入里、入深，以致速死而无热证也。如气、色、神、舌、脉辨得为疫证矣，而遇脉沉、手足冷，即当细询其胸膈。若痞塞闷满，即是夹食。再辨其舌苔白厚而微兼淡黄，益为食填膈上之明验。于治疫药中加枳、桔、青皮、莱菔、曲蘖①，甚则用吐法以宣之，使膈开而阳气宣达，然后热证自见，当解表，当清里，自无误

---

① 蘖：指谷芽、麦芽之类。

治矣。

【点评】本节论述温疫夹食的证治。

温疫夹食滞的产生可因发病之前所食之物未及消化，而致宿食停滞；亦可因发病后勉强进食，难以运化，以致食滞内停。具体表现又有"食填膈上"和"食入肠胃"之别。

1."食填膈上"者，即食滞停聚胸膈胃脘，表现为胸膈胃脘痞塞闷满，吞酸嗳腐，恶闻食臭，大便不爽，矢气频转，舌苔白厚或微黄兼淡黄，脉滑实等症。治疗当于治疫方药中加入枳实、桔梗、青皮、莱菔子、神曲、谷芽、麦芽等利气消食导滞之品，食滞明显者或可酌情使用涌吐之法，冀胃中食滞得消，则膈间阳气得以宣达，阳气宣展，热象即可显露，此时再根据温疫具体病情转手解表、清里。戴氏提出本证由于胃中有食滞阻膈，阳气不能外达四肢，常可伴见脉沉、四肢厥冷等症状，由于阳气郁闭于内，故外无发热表现；热郁于下则无口渴。对此不可误认作三阴寒证，若属脾肾阳虚之脉沉细、四肢厥冷，当伴见下利清谷、通体欠温。对此戴氏提出："遇脉沉、手足冷，即当细询其胸膈，若痞塞闷满，即是夹食。"将诊察胸膈痞塞闷满作为二证的辨别要点，确为经验之谈。除此之外，舌象亦是重要的鉴别点，温疫夹食，舌苔必厚而腻；阳虚则舌淡苔薄。对于温疫夹食之证，不可因其脉沉、四肢厥冷而妄投温剂，否则温药必助在里之郁热化火，邪势愈甚致烦躁倍增，甚者一二日即可丧命。因为温疫之邪热总以在浅表为轻，在里入深为重，若投用温剂则可逼邪深入，致病情加剧而加速死亡。

2."食入肠胃"者，实质就是宿食燥屎与邪热结于肠腑，肠道传导失司，而出现日晡潮热，时有谵语，大便秘结，或纯利恶臭稀水，肛门灼热，腹部胀满硬痛，苔黄而燥，甚则灰黑而燥，脉沉有力，治当通腑泄热，攻下腑实，可用三承气汤治疗。此外，对于食积肠道而热结不甚者，也可用枳实导滞丸等方以导滞通腑。

夹郁

时疫夹气郁者，初起疫证悉同，而多脉沉、手足冷、呕逆胸满，颇类夹食。但夹食为有物，为实邪，舌苔厚白而微黄，胸膈满痛，不可按而亦不移；夹气为无物，为虚邪，舌苔白薄，胸膈满痛，串动而可按。宜先宣通其郁，然后解表清里，自无不效。若不舒郁而徒发表，则里气不能外达而难于彻汗，遽用清下则上气不宣，多致痞逆。惟于解表药中加苏梗、木香、大腹皮、香附等类，以宣其气，则表易解；于清里药中，加川贝母以舒其郁，则里易和。贝母为舒郁要药，但力性缓，必用至五钱一两，方能奏效。

【点评】本节论述温疫夹气郁的证治。

1. 温疫兼夹气郁，多因情志失调，导致气机郁而不舒，肝脾失却调和所致。初起与一般温疫病表现相似，多伴见脉沉、手足厥冷、呕逆、胸胁满闷不舒，苔薄白等气机不能宣展的症状。其表现与前述温疫夹食滞胸膈者颇为相近，二者区别在于：食滞属有形积滞，故其胸膈满痛拒按不可近，痛处固定不移，苔白厚或微黄；气郁属无形气滞，故其胸膈痛无定处，按之痛亦不甚。从临床实际而言，温疫兼夹气郁出现手足厥冷等症状并不多见，常以伴见胸胁满闷或胀痛，上气太息，或脘痞泛恶等为特征。

2. 对于温疫夹气郁的治疗，戴氏提出了"宜先宣通其郁，然后解表清里"的原则，而具体治疗时以苏梗、木香、大腹皮、香附等疏肝解郁之品与解表治疫药物同施，或大剂川贝母与清里治疫药同用，可见治疗仍是治疫与理气解郁药物并用，而不是只用宣郁理气之品。但戴氏强调，对于本证不可不宣郁而徒发表或只用清下，否则因气机郁滞，疫邪无外达之径，而致虽用解表而难于彻汗，虽用清下而气郁更甚，胸痞呕逆等变证迭出。

3. 从临床实际而言，对于情志失调而致气郁者，在患温疫病后理应以治疫为主，但也不能忽视疏宣其郁，在治疫方中适当配伍疏肝理气之品，除戴氏所列外，枳壳、青皮、佛手、郁金、绿萼梅等也常常使用，至于戴氏提出大剂川贝母为舒郁要药，乃其经验之谈，可以借鉴。除了用药之外，对于此类患者尚须注意在思想上予以疏导，使之情志舒畅，精神愉快，以有利于温疫病的治疗。

夹血

时疫传里之后，畜①血最多，治从攻里，兹不具论。惟本有内伤停瘀，复感时疫，于初起一二日，疫之表证悉具，而脉或芤、或涩，颇类阳证阴脉，但须细询其胸腹、胁肋、四肢，有痛不可按而濡者，即为畜血确验。其芤、涩非阳证见阴脉，乃表证见里脉也。治法必兼消瘀，红花、桃仁、归尾、赤芍、玄②胡之类，量加一二味，表邪方易解，涩、芤之脉方易起。若误认芤、涩为阴脉而投温剂，轻者变

---

① 畜：通蓄。
② 玄：原作"元"，系避讳所致，据改。

剧，重者危矣。

【点评】本节论述温疫夹瘀血的证治。

1. 温疫兼夹瘀血，多为患者素有瘀伤宿血；或妇女患者病温过程中适逢月经来潮，热陷血室而致瘀热互结；亦有因热入血分损伤血络，而导致血络瘀滞者。本节所论系指患者原有内伤停瘀而又复感疫邪初起的证治。素有内伤停瘀而又复感疫邪，初起症状与一般温疫病相同，均可有典型的温疫初起表现，但同时必伴胸腹、胁肋、四肢痛不可按而濡，脉象或芤或涩等瘀血在里的表现。临床外感热病夹瘀者，多见胸胁刺痛，或少腹硬满疼痛，或斑疹瘀紫不退，舌质紫晦扪之潮湿等症。叶天士说："热传营血，其人素有瘀伤宿血有胸膈中，挟热而搏，其舌色必紫而暗，扪之湿。"从舌紫暗而润辨其夹有瘀血，颇有见地，可与本节所论互参。

2. 戴氏提出本证的治法"必兼消瘀"，在治疫当用方中加入一二味活血化瘀之品，如红花、桃仁、当归尾、赤芍、延胡索等，颇切临床实际。此外叶天士倡导的琥珀、丹参、丹皮等活血药也是临床有效用药。对于本证出现的或芤或涩之脉，不可误认为阳证阴脉，而舍证从脉，治从温里，以致加剧病情，"轻者变剧，重者危矣"。其实临证结合温疫病的其它表现及瘀血的症状，并不难鉴别。

3. 从临床而言，温疫夹瘀血的病证并不限于素有内伤停瘀者。对瘀血蓄结下焦，少腹硬满疼痛，小便自利，大便秘结，神志错乱，舌质瘀紫者，须用通瘀破结之法，方如桃仁承气汤之类；对于热入血室者，有小柴胡汤法及吴鞠通《温病条辨》中所提出的竹叶玉女煎、复脉汤加减诸法，均可酌情选用。

夹脾虚

时疫较之风寒，本为难治，以风寒传变有次序，时疫传变无常经；风寒表邪，一发即散，时疫散而复集，且往往复之再三；风寒传里证，一攻即和，时疫攻而复合，有下至一二十次者。此时疫之难治也，而脾虚者更为难治。

盖时疫必得汗下而后解，脾虚者表不能作汗，里不任攻下。或得汗矣，而气随汗脱；得下矣，而气从下脱。治此等证，汗勿强汗，发表必兼养正，人参败毒散是也；下勿轻下，攻里必兼固气、生津液，黄龙汤①是也。其外证无大分别，惟脉不任寻按。然邪有进退，当其邪进方张之时，脉亦有寻按有力者，不可泥也。必合气、色、神情、脉证以细参，如面色萎黄、神情倦怠、气息微促，及心悸、耳鸣，皆脾虚中气不振之象。更须通体合参：如通体皆见有余实象，而独见一二虚象，则虚象反为吃紧；通体见虚象，而独见一二实证，则实证又为吃紧。总须权衡标本，凡证之属表、属上焦、属六腑者，皆为标；证之属里，属中焦、下焦、属五脏，皆为本。若实证居标，虚证居本，则虚证为重；虚证居标，实证居本，则实证为重。到此虚实关头，必着意参详，庶几无失。

【点评】本节论述温疫夹脾虚的证治。

1. 温疫夹脾虚，即指素体中气虚亏之人复感疫邪而病温疫者。其临床表现虽无特殊之处，但由于脾虚无力鼓动，其脉多

---

① 黄龙汤：方出《伤寒六书》卷三。由大黄、芒硝、枳实、厚朴、甘草、人参、当归、生姜、大枣组成。治疗伤寒热邪传里，胃中燥实结实，而致结热热利证，心下硬痛，下利纯清水，谵语发渴，身热。

无力，重按则无。然而当邪势亢盛时，其脉亦可有力，因而应结合全身症状予以辨别。大凡温疫夹脾虚者，还多伴见面色痿黄，神情倦怠，气息微弱而短促，心悸，耳鸣等脾虚中气不振症状。

2. 温疫的治疗当以祛邪为主，必通过发汗、攻下方能驱邪外达，但发汗、攻下之法奏效又必须依靠正气的支持，脾虚中气不足，不能鼓邪外出，故投用发汗之剂往往不能作汗，若强发其汗，易致气随汗脱；妄投攻下，更伤中气，易致气从下脱。因此治疗"发表必兼养正"，必须祛邪与养正固气并施。疫邪郁表而脾气虚者，可用人参败毒散解表益气，疫邪内盛而中气不足者，可用黄龙汤益气生津攻下。后世治疗温热病兼正气不足者，多本戴氏此法，但制方用药则又有许多发展，如吴鞠通《温病条辨》治疗阳明热结，气液两虚，症见身热、腹痛、便秘、口干咽燥、倦怠少气或见撮空摸床、肢体震颤、目不了了、苔干黄或焦黑，脉象沉弱或沉细者，用新加黄龙汤攻下腑实，补益气阴；治疗阳明热结，阴液亏损，症见身热、腹满、便秘、口干唇裂、舌苔焦燥、脉沉细者，用增液承气汤滋阴攻下等。

3. 戴氏强调对温疫辨证尤当重视"标本"，大凡证之属表、属上焦、属六腑者，为标；证之属里、属中焦、下焦、属五脏，则为本。温疫病若实证居标，虚证居本，则虚证为重；虚证居标，实证居本，则实证为重。并指出：温疫全身皆为实证表现，却发现有一二处虚象者，当着重辨其虚证之缘由；若全身皆为虚证表现，却发现有一二处实象者，又当着重辨其实证之由来。总之，当分清疾病之标本，根据具体病情抓住病变本质，予以恰当的治疗，此说可供参考。

4. 此外，戴氏于本节再次论及温疫与风寒的区别，认为在传变方面，风寒每循经传变，有一定的顺序，温疫则传变迅速无常；在表证治疗方面，风寒一经发散则表邪即可外解，温疫则不易一次顿解，往往散而复集，反复再三；在里证治疗方面，风寒传里成阳明腑实证后，应用攻下多能即愈，温疫则须反复攻下，甚至有用攻下一二十次者，当然此多指湿热疫邪与肠腑积滞相搏结的证候，从而强调温疫较风寒难治。此论虽与本节主题关系不大，但其意在提示"时疫之难治也，而脾虚者更为难治"。即温疫夹脾虚的治疗更难于一般温疫，因此辨证用药均须更为谨慎。从临床而言，病情的轻重、治疗的难易及预后的良恶与伤寒、温疫等病种差异并不一定有直接关系，不可拘泥。

夹肾虚

时疫夹脾虚者，为难治矣，夹肾虚者更难。时疫属热证，肾气虚则手足冷；时疫属实邪，肾气虚则眩晕、惊悸、腰膝痿软。肾虚之中，又有阴虚、阳虚之分。时疫必待汗、下、清而后解。阳虚者，一经汗、下、清，则脱绝之证随见；阴虚者，一经汗、下，则枯竭之证随见。必须时时谛①察。

凡在表时，见腰痛异常、小便频数、膝胫冷软，其人平日非有淋浊、阳痿，即系遗泄、好内②，须询明。于通表药中加人参、白芍，阳虚兼杜仲，阴虚兼知母，以照顾肾气，免后来意外之变。若入里当下，必以陶氏黄龙汤为主；当清，必以人参白虎汤为主。或屡清、屡下而热更甚，舌上燥而无苔；或有黑苔，愈清而愈长；或有燥苔，愈下而愈燥，此皆肾虚之证。察其阳明无实邪可据，当从肾虚治，以六

---

① 谛：注意、仔细。
② 好内：指房劳过度。

味地黄汤易生地，加知、柏。王太仆①所谓：寒之不寒，责以无水，壮水之主，以制阳光者，此也。或仍不应，则合生脉散以滋水之上源，或用四物汤流通经络。似此热势燎原，非杯水所能救，必大作汤液，药味必以两计，汤液必以斗计，乃有济耳。见几②若早，十救二三；涸竭已见，十难救一；或更兼脾胃败证，如呕呃、哕、利之类，汤药不下，百难救一矣。

【点评】本节论述温疫夹肾虚的证治。

1. 温疫夹肾虚，指平素因淋浊、阳痿、遗泄、房劳过度等致肾气素亏之体，感受疫邪而发之温疫。温疫的发生每与肾精不藏相关，正如《素问·金匮真言论》所说："藏于精者，春不病温"。素体肾亏又病温疫者，除有温疫常见一般表现外，必伴有眩晕、惊悸、腰膝痿软等肾虚症状。具体而言，肾虚又有肾阳虚与肾阴虚之分：肾阳虚者，除了上述症状外还有小便频数、四肢清冷、舌淡而润等表现；肾阴虚者除了上述症状外还有五心烦热、颧红、舌干绛而痿等表现。

2. 温疫夹肾阳虚者，若单用汗、下、清之法，则在攻邪的同时更伤其元阳，甚至导致阳气外脱之危象；温疫夹肾阴虚者，若单用汗、下，则更耗其阴，甚至真阴枯竭之象立现。因此，对温疫夹肾虚的治疗必须扶正与祛邪并施。凡温疫初起伴见腰痛异常、小便频数、膝胫冷软者，即为夹肾虚之象，兼肾阳虚者，治疗当在解表散邪方药中加入人参、白芍、杜仲补肾温阳益气；兼肾阴虚者，在当用方中加入人参、白芍、知母补肾滋阴。后世柳宝诒对伏气温病初起而肾虚者的治疗独有心得，每以黄芩加豆

---

① 王太仆：即王冰。
② 几：微少，引伸为先兆。

芰、玄参方为代表的"养阴透邪法"治疗肾阴不足而温邪不能透达者，以淡附片加入解表方中治疗肾阳先馁者，皆是对戴氏上述学术思想的继承与发挥。对于疫邪入里而兼肾虚者，亦当时时顾护正气，若攻下当选陶氏黄龙汤攻补兼施，清阳明无形之热当用白虎加人参汤清养并用。

对于肾阴虚而病温疫者，每有经屡用清、下之法，热势反而更甚，舌燥无苔或有黑苔，愈清而愈长，或愈下而愈燥者，如阳明确无实邪内结，即属肾阴大亏，虚火内盛之证，当用六味地黄汤，熟地易生地，再加知母、黄柏，以滋补肾阴，清解虚火，此甚合王冰所提出的"寒之不寒，责以无水""壮水之主，以制阳光"之理。如用之仍无效，可合用生脉散以滋水之上源，或用四物汤补阴增液，流通经络。皆为救阴之要法。戴氏还强调，对于此类阴液大虚而热势亢盛者，所用养阴药必须大剂重投，所谓"药味必以两计，汤液必以斗计"，不仅用药剂量要大，服药量和次数也须大大增加，否则不易奏效，此说对于临床用药甚有指导意义。

3. 肾为先天之本，故温疫夹肾虚比夹脾虚者更为难治，临床必须尽早发现，及早治疗。戴氏认为，温疫夹肾虚若能及早治疗，尚可十救二三，若肾虚已甚则十难救一，如果更兼脾胃虚败而呕呃、哕、下利者，此时汤药已不能入口，药物难以奏效，故百难救一，预后甚差。此说与《素问·玉版论要》"病温虚甚，死"之意吻合，提示正气虚损与温热病预后之关系非常密切。临床素体正虚之人病温，确较体实之人病温难治，但夹肾虚者又不尽然比夹脾虚者难治。

夹亡血

疫证亡血有三：其一，未病之先，素亡血而阴虚，一受疫则邪热乘虚煎熬，亡阴最易。解表清里，用药必步步照顾荣血，如九味羌活汤之用生地，人参败毒散之用人参是也。其二，当受病之时，忽然吐衄，女子崩漏，甚至血晕昏厥，势甚危急，亦疫证常有也。病家但知血之可骇，往往不知受疫，医家亦忽其客邪，惟汲汲①于止血、清凉、滋补，多至危殆，不知血由疫逼，惟当治疫，疫邪解而血自止。此证不遽见于疫在表时，而见于发热数日之后，人犹易知；惟疫郁于阴经而暴见此证者难识，以其证外无头痛、发热之可据耳。但见微恶寒而大作呕，急当视其气、色、神、脉、舌苔。若舌有白苔，气、色有一二疫象，即是疫毒无疑。以达原饮为主，呕加藿香，胀加青皮，但治疫毒，血证自已。若脱血太甚而气欲绝者，加人参以固中气，俟疫证传变归经，然后按经治之。此疫证兼血之最危者。其三，疫邪大张之后，烦热、燥渴之余而见亡血证，则又瘟疫常态，详后血证各条。

【点评】本节论述温疫夹亡血的证治。

1. 患温疫病之前，因原有疾病而致失血，导致阴血不足，一受疫邪则邪热乘虚煎熬，津伤亡阴最易，因此治疗用药当步步照顾营血阴液，于祛邪同时适当加用护养阴血之品，如九味羌活汤中加生地、人参败毒散中用人参，皆是在解表散邪的同时养阴扶正。人参败毒散中用人参，主要根据"津不自生而生于气"之

---

① 汲汲：急切的样子。

理而设，但临床用于阴虚兼外感似嫌温燥，《通俗伤寒论》之加减葳蕤汤(生葳蕤、生葱白、桔梗、东白薇、淡豆豉、薄荷、炙甘草、红枣)更为合适。

2. 某些温疫病发病之初，出现吐血、衄血、女子崩漏甚至血晕昏厥等出血表现，必须注意辨别究竟属内伤杂病之血证出血还是属温疫病之出血。若有温疫病初起的发热、头痛等症状，或虽仅有微恶寒而剧烈呕吐，并在气、色、神、脉、舌苔等方面有某些温疫病表现者，即可断定为温疫病。治疗当以祛邪为主，如为邪伏膜原者，治用达原饮为主透达膜原疫邪，呕吐者加藿香，腹胀者加青皮，疫毒得去，出血自然可止，不可一见出血而急急投用止血之品。本证也可出现在温疫病发热数日之后，但临证较易鉴别。当然，若出血太多而有气随血脱之象者，又当加人参以补气固脱摄血为先。温疫病初起即见出血者，每因出血而掩盖病之真象，而此证又属温疫病夹亡血证中最危重者，故在临床诊治时应予特别注意。

3. 温疫邪气大张，热毒炽盛，内迫血分，致热盛动血而出血者，伴有烦热燥渴等明显热象，可按温疫血分证治疗，戴氏于本节虽未详述其治法，但一般总以清热凉血止血为大法，可用犀角地黄汤等方，血热清则出血自止。

以上夹脾虚、夹肾虚、夹亡血三种病证都是温疫兼虚证者，治疗均以扶正与祛邪并施，戴氏所提出的各种治法及"用药必步步照顾营血"等原则对后世均有极大影响。当然，戴氏所论只是温疫兼虚的一部分病证，并不完整，后世医家对此又有许多发挥和创新。

夹疝

疫邪夹疝，其肾囊①少腹引痛，全是疝证，当照辨气、色、神、脉、舌苔法辨之。一有疫邪，不必治疝，但治疫而疝自消。若依常治疝法，用吴萸、桂、附、茴香诸燥品，轻者变为囊痈，重者为变呃逆、哕厥、沉昏而莫救矣。

【点评】本节论述温疫夹疝的证治。

中医所论疝的名目繁多，众说不一，病机多归之于寒凝肝经、肝气郁滞。本节所说的疝乃指少腹牵引阴囊作痛的一类病证。温疫夹疝是指因疫邪内犯，侵扰厥阴而引起少腹牵引阴囊作痛者，故治疗只需清除疫邪，疝痛便可自然消失。此种病证切不可误认为是寒邪凝涩肝脉之疝气，若误投吴茱萸、肉桂、附子、茴香等辛热燥烈之品，必助邪化火，轻则疫毒壅聚，化火酿脓而生囊痈，重则导致阴竭阳亡而发生呃逆、哕、四肢厥冷、沉昏等变证，临证须警惕。但如属其它疝气之病，就不能固执"治疫而疝自消"之说，对疝气置之不理。

夹心胃痛

时疫有兼心胃痛者，于其痛时，察其气、色、神、脉、舌苔，若有一于时疫，但治时疫。虽平时因寒而发，此则惟治其热。盖以疫邪

---

① 肾囊：即阴囊。

客于募原，传于太阴而发心胃痛之痼疾，于达原饮中加木香、苍术，以开通郁疫，使其透发于表而痛自已。若误认平常心胃痛，用桂、附、姜、萸，必致危殆。

【点评】本节论述温疫夹胃脘痛的证治。

戴氏所说"心胃痛"，指胃脘当心而痛，实即胃脘痛，而非心痛。温疫夹心胃痛是指患者素有胃脘痛旧疾，感受疫邪后引起胃脘疼痛复作，此时须认真察其气味、面色、神情、脉象及舌苔，若有少许温疫表现者即为此证。由于本证温疫为新病而势急，胃脘痛为痼疾而势缓，故治疗应以治疫为主，以达原饮疏利透达膜原疫邪，再加木香、苍术和胃理气定痛。但戴氏所列方药适合于湿热秽浊之邪遏伏膜原所致疫病而引发原有胃痛者，并不意味着所有疫病兼胃痛者均可以此法治之。若将此证误认为寒性胃痛，而投肉桂、附子、干姜、吴茱萸等辛热之品则不啻抱薪救火，必致险恶之象丛生。从临床而言，由于胃脘痛的性质复杂多端，一概投以桂、附、姜、萸等辛热之品固然不当，但一概投以木香、苍术亦不一定切合病情。因而，对此类病证的治疗，除了应遵循治疫为主的原则外，对于胃脘痛应辨其寒、热、虚、实之属性而灵活加减变化。

夹哮喘

哮喘乃肺家素有痰火，一受疫邪，其湿热之气从其类而入肺，发其哮喘。遇此当察其气、色、神、脉、舌苔，有疫但治疫，其哮喘自除。于治疫药中加贝母、瓜蒌、淡豉、桑皮，疫邪、哮喘并解，法更精密。

以上诸条，凡言兼者，疫邪兼他邪，二邪自外入者也。凡言夹者，疫邪夹内病，内外夹发者也。二邪兼发，以疫为重，他邪为轻，故略兼治他邪而病即解；二邪夹发，如夹水、食、血、气、痰等实邪，则以夹邪为先，疫邪为后。盖清其夹邪，而疫毒始得透达，透达方能传变，传变方能解利也。如夹脾虚、肾虚、亡血诸虚证，则以治邪为主，养正为辅，盖疫邪最易伤正，故不可养正遗邪也；如夹疝、哮、心胃痛诸旧病，则但治疫邪，旧病自已，盖旧病乃新邪所迫而发也。

【点评】本节论述温疫夹哮喘的证治，并归纳了温疫兼、夹诸证的特点及治疗原则。

温疫夹哮喘是指患者原有哮喘宿疾，内有痰火风根停伏于肺，在患温疫后疫邪引动伏痰，痰随气升，气因痰阻，壅塞气道，升降失常，而引发哮喘。其治疗当以治疫为主，在当用方中加入贝母、瓜蒌、淡豆豉、桑皮等以清化痰热，戴氏虽说"但治疫，其哮喘自除"，但实际仍是治疫与清热化痰并施，从而"疫邪哮喘并解"。从临床实际而言，哮喘有寒、热，虚、实之别，戴氏所说仅为其中属痰热性质的一类，临证还应仔细辨别哮喘伏痰之寒热、虚实属性，以选择恰当的药物，针对哮喘配合治疗，也不可认为对这类哮喘的治疗只要治疫哮喘就可以自除。

归纳以上温疫兼夹之证治可以看出：所谓"兼"，是指疫邪与其它外邪同时伤人，二邪均是由外而侵袭人体；所谓"夹"，则是指患者原有宿疾又复感疫邪，外邪与内病同时发作。"兼""夹"不同，其治疗原则也不相同，将戴氏的"五兼""十夹"归纳起来可分为以下四类辨治：其一，疫邪兼有其它外邪，如兼寒、兼风、兼暑等，二邪兼发，多以疫邪为重，兼邪为轻，故治疗以祛疫为主而兼治他邪；其二，温疫夹有内在实邪，如夹痰、水、食、血、气等，治疗当以祛除兼夹实邪为先，清除疫邪为后，因先祛实邪，则疫毒始得透达，疫毒外达，则治疫药物方能发挥效用；其三，温疫夹有体虚，如脾虚、肾虚、亡血等，治疗当以祛邪为主，养正为辅，但祛其邪则正虚更甚，但扶正气又易遏邪不解，故必须兼顾；其四，患者素有疝、哮喘、胃脘痛等旧病，因感疫邪而引发，其治当以疫邪为主，"但治疫邪，旧病自已"，当然，也可适当辅以一些治旧病的药物，不等于对疫病引起旧疾发作者，对旧疾都不必理会。综上所述，经戴氏对温疫兼夹证的归纳，使其内容更加系统完整，纲举目张，便于理解与运用。然而在临床上仍需灵活掌握，根据病情的标本缓急，确立治疗之先后侧重，不可过于拘泥于戴氏之说。

卷之二

疫邪见证，千变万化，然总不出表里二者。但表证中有里邪，里证中有表邪，则又不可不细察也。故列证分表里以尽其常，又细辨以尽其变，使人人临证，胸有定见，少救横夭于万一耳。

表证

发热

时疫发热与风寒杂证同，其发热时，气、色、神、脉、舌苔则不同。辨得为时疫发热，又当知有浅、深、表、里之异，不辨无以施治。发热表证居多，亦有里证发热，半表半里发热，余邪不尽复出于表发热，邪退正虚发热。

而表证发热，脉不浮不沉而数，寸大于关尺，热在皮肤，扪之烙手，久按反轻，必兼头痛、项强、腰痛、胫酸，或头面、身体、皮肤有红肿疼痛。诸证不必全现，有一于此，便是表证发热，九味羌活汤、人参败毒散、六神通解散选用。冬月严寒及恶寒甚者，大青龙汤、葳蕤汤、越婢汤、阳旦汤可借用。全不恶寒者，白虎汤、黄芩汤可加减用。

里证发热，脉或滑，或沉数，或洪滑，关尺盛于寸，热必在肌肉、筋骨，初扪热轻，久按热甚，必兼烦渴，胸腹满，大便或不通，或自利，或便血及脓，小便黄赤，或谵妄、狂昏。诸证虽不必全现，必兼二三证方是里证发热，栀子豉汤、黄连解毒汤、小陷胸汤、三承气汤、导赤散、泻心汤、猪苓汤、天水散①选用。

半表半里发热，脉多弦，胸胁满，或热或止，或口苦咽干，目眩耳聋，或目赤，或喜呕心烦，或兼见表里证，达原饮、柴葛解肌汤、小柴胡汤选用。

时疫发热时，用药最要清楚，此处头绪不差，后传变多危，救援亦易，不然难于收拾矣。凡见发热，即当辨其气、色、神、脉、舌苔，为风寒，为时疫。系时疫，又当辨在表、在里、在半表半里。然时疫见证，纯表纯里者少，表里夹杂者多。表里夹杂，吴氏达原饮为主。表证多，加羌活；里证多，加大黄；半表半里证多，加柴胡、葛根、淡豉；或表里证均见，则诸药全用，即三消饮取效最多，诚时疫主剂。

至已愈数日而复发热者，乃募原伏有不尽之邪，复出于表，当察其证之表里多寡，以前法治之。大抵愈后复发，则里热多而表热少，虽有当用表药之证，不过葛根、柴胡、淡豉而已，无更用羌活之理。若愈后另受风寒，发热、无汗、舌上无苔者，不在此例。时疫愈后复热、无汗，重用葛根五钱最妙，以其性凉而解肌发汗，既不碍无汗之表，又不碍烦热之里。

更有平素虚损，或老人，或大病后复染时疫，屡经汗、下、清解，其热转甚，或全无表里实证，或六脉豁豁然空，或较初起洪滑更甚，或用表药而身痛更甚，或屡用清热药而烦躁、昏沉更甚，或屡用下药而舌燥更甚，此皆邪退正虚之发热也。王太仆所谓：大虚有盛候，反泻含冤也。此时须略去症状，而消息阴阳、虚实。阴虚则热

---

① 天水散：即六一散。

渴、枯竭之证多，责在肾，宜六味地黄汤；兼气虚，合生脉散，须大作汤液，昼夜频进效始捷。阳虚则呕利、悸眩之证多，责在脾，宜六君子汤；兼血虚，归脾汤、参胡三白散、清燥汤选用。若遇此等证，仍用汗、下、凉解、宣伐，断无生理矣。

又，发热之为表、为里、为半表半里、为复、为虚，症状明显有据者，自易施治。若脉证夹杂模糊，难于分辨者，须以舌苔为据。初起舌苔薄白，或无苔而润，属在表。白苔而厚，或兼微黄，或中黄边白，中黄尖白，或二三色，属在半表半里。黄苔、酱色苔、黑苔属里。舌苔燥，则不论何色，皆属里证。屡经汗、下后，舌苔润而发热者，属阳虚；无苔而燥者，属阴虚。发热之表、里、虚、实，依此辨之，思过半矣。惟虚证发热有似实证，即舌苔亦难凭据，又当从病之来路探讨。若屡经汗、下、宣伐而热愈甚者，从虚治无疑。或虽经汗、下而热渐减，药有效，则仍属余邪未尽，不可遽补，致邪热复壅，夭人年寿①。似此虚实关头，不可不细心体认也。

以上辨表里虚实诸法，虽指发热时言，然类而推之，凡证皆可根据此为辨，惟在学人之善悟耳。

【点评】本节主要为发热的辨治。

戴氏把发热归于表证，但按其后文所述，发热范围不仅限于表证。

疫病的发热的类型比较复杂，主要有表证发热、里证发热、半表半里证发热、疾病复发后的发热、虚证发热等。戴氏认为发热的辨治，主要从气、色、神、脉、舌苔几个方面进行区别分辨。表证发热，脉不浮、不沉而数，寸大于关尺，并且兼见卫表症候；里证发热，脉或滑，或沉数，或洪滑，关尺盛于寸，兼见

---

① 夭人年寿：夭，使动用法，就是使人寿命缩短、夭折的意思。

一派里热的表现；半表半里发热，脉多弦，兼见邪在少阳的表现；虚证发热，六脉豁豁然空，或较初起洪滑，兼见正虚的表现。对于脉证不符或者难以辨别的，提出以辨舌为据，有一定道理。

针对五种类型的发热，戴氏提出了不同的方法与代表方剂，是比较符合实际情况的，但治疗表证发热用白虎汤、黄芩汤，是不正确的，此二者实际上是治疗里证发热的方剂。

恶寒

时疫恶寒，与风、寒、暑、湿诸证不同，诸证恶寒无时而势不甚，时疫恶寒有时而势甚；恶寒之后，必见发热，热时自热而不觉寒，寒时自寒而不觉热，非若诸证恶寒发热之相兼也。

时疫恶寒，传里之后少，在表之时多，而辨气、色、神、脉、舌苔与发热同，但有浅、深、虚、实之异。邪浅而在表者，恶寒之时少于发热，治法方药同于发热，以解表为主。邪在半表半里者，寒热往来如疟状，治法方药亦同发热。邪深入里，失于攻下，而热深厥深，反欲拥被向火，恶寒而不发热，或热亦微，甚则四肢反厥，此虽恶寒，实非寒也，乃阳气为邪所郁而不通，以通郁为主，达原饮、大柴胡汤、三承气汤选用，使里气通而郁阳发，反大热而烦渴也。此证在恶寒时最难辨。其为热，须于九窍察之。如目大小眦赤，鼻孔干，唇红，舌苔黄黑燥，耳鸣或聋，小便黄、赤、涩、痛，大便燥结，或稀黄极臭，或鲜血，或心下至少腹有痛不可按处，此皆热深阳郁之象。大抵周身皆见冷证，一二处独见热证，反当以热证为主，反此亦然，乃辨寒、热、真、假之机要也。余所见时疫不下数千，里证恶寒者，百中一二，即四肢厥逆，爪甲青紫，询其所苦，亦不恶寒，此可得其概矣。

至若本系时疫热证，因其人平素虚损衰老及大病之后，用攻伐寒凉太过，至汗出不止，呕利俱作，四肢微厥，六脉细濡而恶寒，为阳虚，乃攻伐太过所致，当以参、苓、术为主。寸口脉微者，佐以升、柴；尺脉微者，佐以桂、附。须知虽属阳虚，却从热证来，而阴必亏，桂、附亦不可过用，当佐以护阴药为妙，如白芍、麦冬、五味之类。此证温补略缓，及温补不到，必死；或过用温补，阳虽回而阴竭，亦死，此处不可不斟酌至当。又有宣伐太过，而成虚证之恶寒；寒凉太早，而成实证之恶寒。以疫邪方伏于募原，未经传变之时，胸膈必多痰滞。有见其烦躁而遽用知、膏、芩、连者，有因其作渴而遽用生地、麦冬者，有病者自认火证而恣啖冷水、西瓜、梨、荸太早者，皆能抑郁阳气，壅闭邪热，热遏于中、下二焦，冷物、停痰滞于上焦，每每见恶寒证。遇此惟以宣导痰滞为主，痰滞通则恶寒自止。不可过温，致下焦瘀热、蓄血、斑黄、呃逆而死；不可清凉，致胸腹痞闷而危。宜用草果、厚朴、槟榔、木香、半夏、苍术、莱菔、苓、泽导痰、开滞、逐水。痰滞水去，则恶寒止而热证见，随其传变以施凉解攻利之剂，乃有效也。此法特救药误，非治正病耳。

总之，风寒以恶寒为重，时疫以恶寒为轻。多有初起恶寒，一二日不治，邪气传变，而恶寒自已者。与其误治，毋宁俟之，若误认恶寒为真寒，用辛温之药发散，未有不增其病势者也。

【点评】本节主要论述了疫病恶寒的辨治。

疫病由疫疠之气所致，邪气的毒力较风寒为甚，表气郁闭较甚，故恶寒比较重。恶寒需要辨气、色、神、脉、舌苔，并且有浅、深、虚、实的差异，因此治疗上也应有所不同。戴氏认为，恶寒可以因阳气为邪所郁而不通而导致，实际上就是张景岳所谓"热深厥亦深"，是一种热厥证。而其人平素虚损衰老，及大病之后，用寒凉药物太过导致阳气虚衰而出现的恶寒，实际上是一种畏寒。

寒热往来

寒热往来与发热恶寒异：发热恶寒，一时兼至；寒热往来，寒已方热，热已方寒。亦与疟不同：疟发有时，寒热长短有定；此则寒热无时，长短无定。虽不同于疟，而邪俱在少阳半表半里之间。

在传变之初，是由轻入重，始则寒热往来，继则热多寒少，再则但热不寒，至昼夜壮热、谵妄、烦渴毕现。在传变之后，是由重出轻，昼夜壮热，渐减而为发热，有时而止，又减而为寒热往来，又减而为战汗，至脉静身凉而愈。

夫疫邪自里出表者轻，自表入里者重。初起寒热往来，是自表入里，犯及少阳，里气与邪相争拒，继则邪深入里，表里并而为热，昼夜壮热而势日重。既传变之后，而寒热往来，是邪气向衰，正气来复，自里出表，经过少阳。前之昼夜壮热，邪气秉纲者，至此正气渐和而寒热有时矣。前之邪阳独盛，亢极无阴作纯热者，至此则阴气来复而寒热相争矣。前之邪并表里而热渴日加者，至此则里气逐出表邪而作战汗矣。治法于未传变之先，欲由表入里时，但透达其邪，使易传化为主，达原饮是也。于传变之后，欲自里出表时，以和解为主，小柴胡汤是也。于屡经汗下之余，脉或虚微、濡弱、结代，心或悸动，神或萎倦，形或羸弱过甚，当养阴益气，助正却邪为主，参胡三白汤[①]、炙甘草汤、清燥养荣汤、补中益气汤是也。濡同软

【点评】本节主要论述了疫病寒热往来的辨治。

戴氏认为，寒热往来与发热恶寒不同，寒热往来，是恶寒消

---

① 参胡三白汤：中医方剂名。见于《回春录》卷三。由人参、柴胡、白术、白茯苓、白芍、当归、陈皮、麦冬、山栀子、甘草、乌梅、五味子组成。主治霍乱吐泻止后，发热头疼身痛，口干脉数，霍乱虚烦。

失之后出现发热，或发热消失之后又出现恶寒，而发热恶寒是发热和恶寒症状同时出现。

寒热往来的病位在少阳半表半里之间，其治疗以透达邪气为主，亦可和解祛邪，或是扶正祛邪，或战汗而祛邪。

头痛

时疫头痛与风寒不同：风寒是寒束于上部，中、下无邪上逆，头虽甚痛而不昏闷；时疫是热蒸于上部，中焦邪犯上焦，头不甚痛而皆闷，所谓卓然而痛者是也。验得气、色、神、脉、舌苔为时疫头痛，而又有表里之分。初起头痛，脑后、巅顶、目珠略甚，舌苔白而发热者，太阳头痛也，羌活、川芎为主，豆豉、酒芩、知母、生地为辅。额颅胀痛，目痛，鼻孔干，舌苔白而微黄，烦热而渴者，阳明头痛也，葛根为主，豆豉、石膏为辅。两额角痛，眉棱骨痛，寒热往来，口苦咽干，舌苔中黄边白，或中段黄，尖上白，少阳头痛也，柴胡、荆芥、川芎为主，酒芩、石膏为辅。头痛而三阳证悉具者，吴氏三消饮为主。时疫头痛，专见一经证者少，杂见二三经证者多，此方尤为多效，头痛甚者，加豆豉、芎、防清其头目。头痛，舌苔黄，心下满，蒸蒸发热者，阳明里证也，三黄石膏汤、小承气汤、大柴胡汤、防风通圣散选用。舌苔黄，或半截或旁边有一块白，胸满而呕，头痛兼眩者，痰厥头痛也，前胡为主，半夏、莱菔子、枳、桔、山楂、麦芽为辅，兼烦热者，加大黄、枳实。汗、下、清解后，头痛心悸，四物汤去川芎，加丹皮、知母、黄柏，或归脾汤、逍遥散并加生地、枣仁。凡头痛见证混杂，难分表里者，总以舌苔辨之。

【点评】本节主要论述了疫病头痛的辨治。

头痛，可以作为疫病中的一个独立的症状出现，或者为其他证候中出现的一个症状。如果作为一个独立的症状出现，可以按照戴氏所述，进行治疗。治疗时仍遵从分经论治的用药原则。但如果头痛作为其他证候中的一个症状，则要根据相应的证候，采用相应的治法和方药，头痛自会消失。在治疗时也可按照分经用药的原则选用药物。切不可头痛医头，脚痛医脚。

头眩

时疫头眩有三。其一风热头眩，乃时疫本病。寸口脉多浮而发热，荆、防、芎、薄、天麻为主，黄芩为辅，烦渴加石膏。其一痰水头眩，乃时疫兼证。脉沉而弦滑，兼呕，胸胁满，悸动，前胡为主，半夏、茯苓、枳、桔、胆星、莱菔、苏子为辅。然必视时疫大势属表属里，于应用本方中加此数味可也。其一虚证头眩，乃时疫变证，多见于汗、下、清解后，或素有怯证者。如上虚，寸口脉不及关、尺，多汗，少气不足以息，心悸，参、芪为主。中虚，关脉不及寸、尺，多从呕利太过而来，不思食，苓、术为主。下虚，尺脉不及寸、关，腰膝萎厥，二便清滑，六味地黄为主。三虚皆可加天麻。或虚证已见，仍夹有邪疫燥热，则不妨兼用清热之品；或补后脉气稍实，再为清解亦可。

大抵时疫头眩多属热，少属虚，治须斟酌。若伤寒亡阳头眩，又当遵仲景法治之。

头胀

时疫头胀者，乃胃热上蒸也，下之则愈。兼表者，防风通圣散、大柴胡汤、吴氏三消饮；无表证者，三承气选用。病后虚胀，与头眩参看。

头重

时疫头重者,湿热上壅也,于清凉解表药中加苍术或利水药。病后虚重亦与头眩参看。又有表里无病,病在头中者,其目必黄,当遵仲景法,用瓜蒂散搐鼻,出黄水即愈。

【点评】上三节论述了疫病头眩、头胀和头重的辨治。

疫病出现头眩、头胀、头重,有本病与夹杂之异。有疫邪所致,多归于风热上攻、胃热上冲、湿热上壅,多为实证。治疗以清热祛风、清泻胃热和清凉解表利湿为主。夹杂多为兼虚、兼痰,治疗时采用相应的治法。

目胀

时疫目珠胀者,阳明经病也。兼表证,葛根葱白汤加石膏。若胸满,舌有黄苔,宿食也。盖食壅阳明,其脉不下行而上逆,故目珠胀。宜平胃散加山楂、麦芽、枳壳,消导之则愈。至屡经清解,而目珠胀痛不愈者,当消息其肝脏,以养阴滋血和肝之法治之。如再不愈,则当进而滋肾,乃乙癸同源之治也。

【点评】本节主要论述了疫病目胀的辨治。

中医对目睛的辨证,一般遵循五轮学说,即上下眼睑属脾,白睛属肺,内外眦属心,黑睛属肝,瞳神属肾。就脏腑而言,眼睛为肝之外窍,故目睛疾病,多责之于肝,但足阳明胃经"起于鼻翼旁(迎香穴),挟鼻上行,左右侧交会于鼻根部,旁行入目内眦",《灵枢·经脉》说手阳明大肠经"是主津所生病者,目黄,口干"，故目睛的病变也与手足阳明经有关。疫病目珠胀可为阳明邪热上冲所致，用石膏以清阳明邪热；胸满苔黄，为宿食化热，上冲阳明经，用平胃散加消导之品消食导滞清热利湿。目珠胀痛久而不愈，多是虚证，所以养血滋阴和肝。本节虽然讲目胀的证治，但目睛胀痛多作为疫病中的一个症状，治疗时需要局部与全身结合，不可单纯治疗目睛，才是治病求本之举。

项强酸

时疫初起，项强酸兼发热，乃邪越于太阳经也，羌活为主。狂躁正盛而项强者，热壅其经脉也，石膏、黄芩为主。屡经汗、下，发热已退而复项强者，血燥而筋无养也，四物、六味为主。外此若伤寒发痉之项强，亡阳漏风之项强，则又有仲景之法在。

【点评】本节主要论述了疫病项强的辨治。

《金匮要略》论项强，有刚痉与柔痉之别，而疫病之项强，也有虚实之异。实证的项强多为太阳经气不舒所致，当解表舒经活络，戴氏仅举一味羌活，是示人以治疗大法，不能理解为仅仅羌活一味就可治疗项强酸。而汗、下后出出现项强，多是气阴两伤，津不养筋所致，所以用四物汤、六味地黄汤滋阴养血，舒经活络。

背痛酸

时疫初起，背痛兼发热者，邪浮于太阳也，羌活为主。背痛而胀，兼胸胁胀者，邪客募原也，草果、厚朴、槟榔、莱菔子、大腹皮为主。屡经汗、下后，发热已退，背痛不止者，经脉血亡也，六味、

生脉、四物为主。又有平素劳倦内伤而背痛在膏肓二穴者，当于东垣内伤诸论察之。膏音荒

【点评】本节论述背痛酸的辨治。

背部为足太阳膀胱经循行的部位，疫病中出现背部酸痛，虽有虚实之异，亦责之膀胱经的病变。实证，多是疫邪郁于膀胱经，经气不舒，用羌活解表舒经活络。兼有胸胁不舒，多是邪在膜原，因此仿达原饮之意，用厚朴、槟榔、草果等辛香透达。戴氏没有提及舌苔，但以方测证，当属积粉苔或舌苔白厚腻，方能使用。虚证，为经脉失养，所以治以养阴、益气、养血补血为主。

腰痛酸

时疫初起，腰痛兼发热者，太阳受病也，独活为主。兼胀者，气滞也，加槟榔。兼重者，夹湿也，加苍术。牵引少腹及两胁者，气滞血瘀也，加青皮、乌药、赤芍、玄胡，兼理气血，疏通肾肝。此皆初起实证治法。

又有即夹肾虚阴伤者，腰痛独甚于周身，兼酸萎无力。若尺脉无力，后来传变必危，当于初起在表时，加人参、知母、生地，预顾其阴则危殆差减。若徒用伐邪之品，邪之深入者未必去，而阴液大伤，则昏沉、舌黑、直视、失尿诸证见，阴伤气脱，则厥逆证见。盖腰乃肾府，为先天根本，腰痛则肾虚，不可不察。要知此时疫初起，腰痛尚有虚实之分。若汗、下后而见腰痛，其为肾虚，不待言矣。宜六味、四物，不可疏通。

【点评】本节论述腰痛酸的辨治。

1. 痛证，中医历来归因于"不通则痛""不荣则痛"。"不通则痛"多为实证，而"不荣则痛"多为虚证。实证多为感受邪气或者跌扑损伤，气滞血瘀所致，虚证多为阴虚、气血亏虚、阳气虚衰。

2. 腰为肾之府，也是太阳经循行的部位，在疫病初起，邪气犯于太阳经，导致气血瘀滞不通，故可出现发热、腰部酸痛等症，治疗时根据临床表现的不同，采用不同的治法：以胀痛为主的，理气为主；重痛，多是感受湿邪，所以加苍术以化湿除痹止痛；两胁为肝经循行的部位，所以加青皮、乌药、延胡索等理气疏肝止痛。总之，疫病初起的腰部酸痛，以泄邪为主。

3. 如患者宿有肾虚，病初见腰痛，单纯的泄邪，不但不利于祛邪，反而更伤肾阴，当用泄邪与滋补肾阴并举。戴氏在这里强调顾护肾阴，实际上反映了疫病过程中容易伤阴的病理特点，腰痛的原因有虚有实，一概认为腰痛则肾虚，则是不对的。

膝痛酸

时疫初起，膝痛发热者，邪在太阳经也，独活、槟榔、牛膝为主。兼软者，湿甚也，苍术为主。然此特太阳之一证，初起以解表邪大势为先，膝痛专药一二味而已。若经汗、下，表邪大势已解，则当察其邪气之有无，正气之虚实，专治下部。不然，恐致残废。倘余邪不尽，留于下部，则仍有热证。如骨蒸，小便黄赤，以黄柏、苡仁清湿热，槟榔、木通通壅滞；筋挛则秦艽、木瓜；筋缓则苍术、防己；红肿则赤芍、丹皮、续断、芎、归。若无余邪，见心悸，二便频数，尺脉虚小，则当以补肾为急，六味加牛膝、枸杞、知、柏滋益阴精。

胫腿痛酸

时疫初起，胫痛酸者，太阳经脉之郁也，独活为主。兼挛者，治在筋，加秦艽、木瓜；兼肿者，治在肉，加木通、赤芍、槟榔；兼软者，属湿温，俗名软脚温，往往一二日即死，宜白虎加苍术汤，或苍术、黄柏。

此与膝痛颇同，未经汗、下，则解表之大势加一二味胫痛专药。表证已解，惟留此证，当专治之。若屡经汗、下而见虚证，亦以补肾为主。

【点评】本节主要论述膝痛酸、胫腿痛酸的辨治。

"膝者，筋之府"，肝主筋，乙癸同源，所以膝盖的病变也与肾有关。膝痛的治疗，需要分虚实。

1. 在疫病发病之初，出现膝盖、胫的疼痛，多由于邪气在太阳经，出现膝盖酸痛，治疗以祛邪为主。如果疫病经过治疗，仍存在膝痛的症状，需要判断有无邪气，如果以邪气盛为主，仍以祛邪为主。

2. 祛邪的治法主要为清利湿热、柔筋缓急止痛。根据不同的表现，或以活血凉血、通络等治法。

3. 膝痛、胫痛的虚证，主要以补肝肾为主，一般用六味地黄丸加味。

足痛

时疫初起足痛，有原素有脚气痼疾者。但治时疫，于解表药中，微加槟榔、木通。若已经汗、下，表里俱平而足痛不止，则消息①其肾家虚实，同膝胫痛法治之。

【点评】本节主要论述足痛的辨治。

1. 疫病中出现足痛，可能为其原有的脚气加重所致，因此治疗时可加一些化湿清热的药物。

2. 邪退之后，足痛没有减轻，应该考虑是否为肾虚所致，若为肾虚所致，应当补肾为主。

肩臂痛酸

时疫初起，肩臂痛酸者，手太阳经脉受邪也。解表，则痛自已。经汗、下后而肩臂痛者，有经隧阻滞、血脉空虚之别：经隧阻滞者，脉多有力，证多热渴，以清热活血为主，黄芩、赤芍、归尾、红花之类；血脉空虚者，证多萎困，脉多芤、涩，养血益气为主，四物合参、芪之类。

【点评】本节主要论述肩臂痛酸的辨治。

1. 肩臂部位为手太阳膀胱经循行的部位，在疫病初起的时候，多是经气不舒所致。如《伤寒论》之太阳证，"项背强几几"，解表之后，太阳经经气舒展，症状会随之消失。

2. 邪退之后，肩臂仍然疼痛的，一般是热盛血瘀或是气血亏虚，血不养筋，主要通过脉象进行鉴别。

3. 热盛血瘀所致，以清热凉血为主；气血亏虚者，以养血益气为主。

---

① 消息：原意是指揣酌，如《隋书·礼仪志五》："今之玉辂，参用旧典，消息取舍，裁其折中。"这里是辨别、仔细了解的意思。

腕痛

时疫初起腕痛者，乃风淫末疾也。初起解表，汗、下后益气养血，与肩臂痛同治。

【点评】本节主要论述腕痛的辨治。

治疗的方法见肩臂痛。

周身骨节酸痛

项、背、腰、膝、胫、足、肩臂诸痛，已列于前，则周身之酸痛备矣。兹复列周身骨节酸痛者，以痛在一处，邪有专注，痛在周身，邪有分布也。专注之邪，须通其凝泣；分布之邪，须解其缚束。故治周身酸痛，疏表其大法也。而酸与痛亦有别：酸轻而浅；痛重而深。酸痛与拘挛又有别：酸痛举动如常，拘挛屈伸不利；酸痛病在营卫，拘挛病在筋脉。合酸痛拘挛，又有上下、浅深、前后之不同：在身半以上为末疾，浅而易解；在身半以下为本病，深而难去。合上、下之酸痛、拘挛，在未经汗、下与已经汗、下者又有别：未经汗、下属邪盛，宜宣伐；已经汗、下属正虚，宜调补。明乎此，则酸痛在周身，在一处，按证施治，无不当矣。解表诸方：人参败毒散、九味羌活汤、六神通解散、大羌活汤。

【点评】本节主要论述周身酸痛的辨治。

周身酸痛与固定某一部位疼痛病机有所不同。某一部位疼痛，是邪气凝聚于局部所致，周身酸痛，是邪气凝聚于全身。

1. 酸与痛有区别。戴氏认为酸的病位比较表浅，病情比较轻；痛的部位比较深，病情比较重。实际上，酸与痛并不能反映病位的深浅与病情的轻重。酸的病位有些情况下也比较深，病情也是比较重的。

2. 酸痛与拘挛的差别。一般来说酸痛对肢体的活动影响比较小，而拘急表现为肢体的屈伸不利。二者的病位也有差别，酸痛多由于邪在肌表所致，拘挛在筋脉。

3. 酸痛与拘挛并见，有病位上下、前后、浅深的差别，治疗的难易程度也不同。

4. 酸痛的治疗。酸痛的实证，以解表、下法为主，如果治疗之后仍然有酸痛，应当补虚为主。

身重

时疫初起，发热身重者，湿胜于热也，苍术为主。二三日至四五日传变之后，汗出更热而身重者，热壅其经脉也，白虎汤为主。传里，表无热而舌燥、便秘、腹痛拒按而身重者，内结而气不达于表也，三承气为主。

屡经汗、下，表热已退，身重不可移动，脉虚散而无根，舌上无苔，二便自通者，阴阳两亡，经脉枯竭也。审其阴阳偏胜而治之。偏于亡阴多燥证，六味合四物为主；偏于亡阳多脾胃证，六君合生脉为主；阴阳俱竭，生脉合六味为主。

[点评] 本节主要论述身重的辨治。

疫病中出现身重，有虚实的差异，治疗的方法也有差异。

1. 实证为湿热，湿热犯于肌表导致经气不舒，会出现全身困重；热盛耗伤津气，则出现身重懒言；阳明腑实，腑气不通，气不能达表，也可以出现身重。

2. 虚证既有阳虚，也有阴虚。

自汗

疫邪自内蒸出于表，初起作寒热时，多自汗，甚至淋漓不止，不可以表虚论。兼头痛、身痛仍以解表为主，羌、独、柴、葛之类。兼烦渴，直清阳明之热为主，白虎之类。有热、有结，破结为主，陷胸、三承气之类。若屡经汗、下，邪已全退，脉虚而舌无苔，二便清利如常，内外无热证，方可从虚敛汗。盖以时疫得汗，为邪有出路，而宜敛汗者恒少也。

【点评】本节主要论述自汗的辨治。

1. 自汗有虚实之别　疫病初起，多是邪气郁于卫表，导致营卫失和所致。里热炽盛，热迫津液外泄，或者里结阳明、痰热内结，也可以出现自汗。而经过治疗之后，邪气已退，再出现自汗，多为正气不足。

2. 自汗实证的治法　实证自汗，治法以解表为主，根据伴随症状、病机的差异，采用清热、攻下等方法治疗。疫病出现自汗，也是邪气外透之机，不可以轻易止汗。

3. 自汗虚证的治法　虚证自汗，主要以益气养阴敛汗为主。

自汗一证，在疫病和内伤杂病中均可出现。疫病中的自汗，发生在病程的初起或中期，多是邪郁卫表，导致腠理开合失司，出现汗出不止；或是邪热迫津外泄，治疗当以祛邪为主。疫病的后期，邪少虚多，气阴两伤，治疗当益气敛汗。自汗作为疫病中的一种症状，治疗时需要从整体出发，不可头疼医头，脚疼医脚。

盗汗

时疫初起盗汗者，邪在半表半里也。胸胁痞闷，达原饮；无痞闷，小柴胡汤。汗、下后，大热已退，有盗汗者，余邪不尽也，小承气、小陷胸、吴氏承气养荣汤诸方，清其伏匿余邪，盗汗自止。

【点评】本节主要论述盗汗的辨治。

1. 中医认为，寐中出汗，醒来自止者，称为盗汗。本段所说的盗汗，与传统中医所谓的盗汗是有区别的，应当理解为夜间汗出加重。根据戴氏的描述，选用达原饮、小柴胡汤来治疗。

2. 盗汗也有虚实之分。疫病初起的时候，邪在半表半里之间，出现盗汗，为实证。经过治疗之后，余邪留滞，多为虚证或虚实夹杂。

3. 戴氏提出邪在半表半里的盗汗，胸胁痞闷的，为湿热秽浊之气郁闭膜原，用达原饮治疗，应该可以见到舌苔白腻如积粉而舌质红绛或深绛；无痞闷的，用小柴胡汤，则可以参照《伤寒论》第230条："阳明病，胁下硬满，不大便而呕，舌上白苔者，可与小柴胡汤；上焦得通，津液得下，胃气因和，身濈然汗出而解。"用小柴胡汤来和解枢机，胃气得以调和，上焦气机得以宣通，津液得以正常输布，病邪得以解除，盗汗自然消失。

4. 盗汗的虚证，治疗以涤除余邪为主，或是用小承气汤微下之，或是用吴又可的承气养荣汤扶正祛邪。

5. 从戴氏所列举的方药来看，达原饮、小柴胡汤、小陷胸汤、小承气汤、承气养荣汤，都不是专门治疗盗汗的方剂，提示疫病过程中出现盗汗，仍然需要从整体辨证入手，不可一味地见汗止汗。

战汗

时疫不论初起、传变、末后，俱以战汗为佳兆。以战则邪正相争，汗则正逐邪出。然有透与不透之分。凡透者，汗必淋漓，汗后身凉，口不渴，舌苔净，二便清，胸、腹、胁无阻滞、结痛，始为全解之战汗。否则余邪未净而复热，则有再作战汗而解者；有战汗须三四次而后解者，有战汗一次不能再战，待屡下而退者；有不能再作战汗，即加沉困而死者，总视其本气之强弱何如耳。

凡战汗之时，不可服药。补则战止而汗不透，留邪为患；汗、下则太过，而成虚脱。应听战汗透彻，再观脉证施治。当战时，或多与热汤饮之，助其作汗。战汗之时，脉多停止，勿讶，待战汗之后，脉自见也。大抵战汗之脉以浮为佳，邪出于表也，虚、散、微、濡应有变，煎独参汤以待之，防其脱也。贫者米饮聊代之，然必察其战后，系邪净而气欲脱，方可用。

凡战汗后，神静者吉，昏躁者危；气细者吉，气粗而短者危；舌萎不能言者死；目眶陷者死；目转运者死；戴眼反折[①]者死；形体不仁，水浆不下者死。

战汗虽为佳兆，亦有吉凶。得战汗固由治得其宜，邪退正复而致，然不可强也。尝见服大发汗药毫不得汗，而饮冷水得汗者；又有用下药得战汗者；凉血活血得战汗者；生津益气得战汗者，种种不一。当知战汗乃阴阳交和，表里通达，自然而然，非可强致也。

【点评】本节主要论述战汗的辨治。

---

① 戴眼反折：戴眼指病人眼睛上视，不能转动。而反折就是角弓反张，四肢抽搐。

1. 战汗是指患者突发全身战栗，继而汗出，多是瘟病过程中邪气流连气分，邪正相持，正气奋起抗邪所致，所以戴氏称"俱以战汗为佳兆"。但由于战汗的结局，或者是正气祛邪外出，正胜邪退；但也可能正气内溃，不能托邪外出，出现正气外脱而病情恶化或死亡，所以瘟病中出现战汗，不能一概视为"佳兆"。

2. 战汗的结局由机体正气的盛衰所决定。一般正气强，则战汗之后，可以祛邪外出；而正气不足，则可能会战汗三四次而后解；正气虚衰的，还可以出现病情加重甚至死亡。

3. 戴氏认为，战汗之时不可服用补益的药物，只宜"与热汤饮之"，资助作汗之源，战汗之后，可以用独参汤或米汤来补益，防止正气外脱。实际上，战汗之时除了服用热汤之外，也可以适当的服用一些药物来辅助治疗，如以轻清宣透之品，疏通气机，促使正气来复，热达于外，腠开汗泄，邪从汗解。即叶天士所说的"法宜益胃"。

4. 战汗之后病情的转归，可以通过神志、气息、舌象、目睛以及全身的变化来判断。汗后神静，身凉，口不渴，舌苔净，气息细，二便清，胸、腹、胁无阻滞，脉浮，多是佳象。而神志昏躁者，气粗而短者，舌痿不能言者，目眶陷者，目转运者，戴眼反折者，形体不仁、水浆不下者都是预后较差的表现。

5. 战汗是瘟病发展到一定阶段，机体正气奋起抗邪，邪正交争的一种表现，应当顺应机体的变化，不可用各种治疗方法强制性地促使战汗发生。

狂汗

时疫临解，有忽手舞足蹈，跳床投榻而后作汗者，最为骇人。然须验其是否作汗，作汗之脉浮而缓，浮为邪还于表，缓则胃气自和，待汗透自愈。脉若浮洪、浮数、浮滑、浮散、虽有汗，亦为发狂，非作汗也。

【点评】本节论述狂汗的辨别。

所谓狂汗是指汗出前病人有明显的烦躁如狂症状，继而汗出而愈。其发生的机理和战汗有相似之处。

患者出现发狂，必须要辨别汗出真伪。患者出现脉浮缓，一般病情会缓解或者痊愈，如果出现脉浮洪、浮数、浮滑、浮散，一般不会出汗。

对于狂汗的辨别，要结合全身情况，且应与疫病正气虚衰，病邪内陷而发生的狂躁、大汗区别，不可一概认为是病愈之象。

头肿

时疫头肿乃风热壅于上部，太阳之经脉郁滞巅顶，俗名大头伤寒。当视表里轻重加轻清疏风之品，以散其肿，荆、防、薄荷、蝉蜕、川芎、蔓荆、菊花之类。如发热，舌苔白，表重于里也，合表药用九味羌活汤、人参败毒散是也。如烦渴，舌苔黄者，里重于表也，合里药用三消饮、凉膈散、大柴胡汤、调胃承气汤是也。古有用三棱针刺出恶血法亦可用。至发痈脓者，不在此例。

【点评】本节主要论述头肿的辨治。

这里的头肿，理解为巅顶部红肿疼痛较为妥当。头为诸阳之会，为阳经循行的部位，高巅之上，唯风独至，所以出现头肿，多责之为太阳风热，治疗当用轻清疏风之品疏散风热。根据表里证侧重的不同，或以解表为主，或以清里热为主，也可以用三棱针刺络放血治疗。

面肿

时疫面肿，风热溢于上部，阳明之经脉被郁也，赤肿者方是，治以白芷、防风、葛根、石膏散其风热，视表里之轻重，合"头肿"条内诸方加减用之。若黄肿，乃水气也，当从水肿治之。

【点评】本节主要论述面肿的辨治。

手足阳明经经过颜面部，故疫病出现颜面部肿，多归于阳明风热，治法与头肿相似，也以疏散风热为主。而颜面出现所谓的黄肿，多是风水相搏而致，多以疏风清热利水为主。

颈项肿

时疫颈项肿，乃阳明风热，俗名"捻头瘟"，又名"蛤蟆瘟"，当按"头肿"条内表里诸方加葛根、桔梗、牛蒡、防风、玄参。痈脓发颐，不在此例。

【点评】本节主要论述颈项肿的辨治。

颈项肿，戴氏称之为"蛤蟆瘟"，实际上就是"大头瘟"，表现为颜面部的红肿疼痛，也是风热时毒上壅所致。治法和头肿、面肿相似。

耳旁肿

时疫耳旁肿，乃少阳风热，俗名"黄耳伤寒"，小柴胡汤加荆、防、芎、芍、玄参，亦当与"头肿"参看。

【点评】本节主要论述耳旁肿的辨治。

疫病中出现耳旁肿，多为少阳风热，耳旁为少阳经循行的部位，治疗也以清解少阳风热为主。

胸红肿

时疫胸前一片红肿，粟起似麻疹，风热也，俗名"赤膈伤寒"，亦于头面诸条表里方中加荆、防、连翘、赤芍、牛蒡、土贝。

【点评】本节主要论述胸红肿的辨治。

戴氏所说的"胸红肿"实际上是疫病过程中出现的胸前红疹。"疹为太阴风热"，故用疏散太阴风热，凉营透疹为主。

周身红肿

时疫周身红肿，风热溢于皮肤也。用羌、独、升、柴、葛、芷疏其皮肤之毛窍，石膏、黄芩、栀子、连翘清其肌肉之热，赤芍、归尾、红花、生地活其毒热之瘀。兼里证与头肿诸条参治。

以上头肿诸条，列之表证者，以初起言也。若见于病后，曾经汗、下者，为余邪不尽，治法则小异。大约见于初起，表邪盛实，用表散之药为主，清里之药为辅；见于病后，里邪留溢，用清里之药为主，表散之药为辅。以此为权衡。思过半矣。

【点评】本节主要论述周身红肿的辨治及对头肿诸条的总结。

疫病出现周身红肿，也是风热犯于肌肤所致。治疗以疏散肌表风热，兼以活血解毒。

头肿、面肿、颈项肿、耳旁肿、胸红肿、周身红肿，初起以泄热解表为主，辅以清泄里热，后期主要以清里为主，辅以解表。疫病后期出现以上诸症，多为虚证，未必一定要清泻里热，亦可扶正透邪外达。

发黄

时疫发黄有四：一宿食，二蓄水，三蓄血，四郁热。当疫证初转在表时，胸膈痞闷，目珠黄，面鼻正中黄，宿食壅于胃脘也，于表药中加山楂、神曲、麦芽、莱菔子。传里时，小便不利，腹满而响，面、目、身俱黄，蓄水也，四苓散加栀子、茵陈。胸腹有软痛处，小便自利，大便黑而发黄者，蓄血也，桃仁承气汤。热在下焦，大小便俱不利而发黄者，郁热也，茵陈蒿汤。

凡发黄必以二便为辨。二便调，属上焦；小便不利属水；小便自利而大便黑润属血；大小便俱不利属热郁，乃胃热移于膀胱，不必利其小便，但当通其大便，是以茵陈汤有专功也。

发黄当辨其色。上焦宿食发黄，只在面目，不及周身；蓄水发黄，周于身，兼微黑而黯淡，瘀血发黄亦兼微黑而润泽；郁热发黄兼赤而鲜明。此即以黄辨黄之法也。

【点评】本节主要论述疫病发黄的辨治。

1. 疫病发黄，戴氏认为，有四种情形：宿食、蓄水、蓄血、郁热。中医认为"诸病黄家，由湿所得"，多将发黄归因为湿邪或湿热、瘀热。戴氏提出食积发黄，实际上也是食积阻滞脾胃运化，导致水湿内停而发黄，与脾胃虚弱、气血不足的萎黄不同。

2. 发黄应当辨黄疸的颜色。古人多以阳黄、阴黄来辨别，疫病也是如此。

3. 发黄的治疗，主要是消积导滞、温阳利水、通瘀破结、清利湿热而退黄。

4. 戴氏提出，发黄必须以二便为辨证依据。小便的正常与否，反映了上焦是否通畅，水湿输布和代谢是否正常。戴氏认为"小便自利而大便黑润属血"，实际上下焦蓄血证也可以表现为小便不利。

发疹

时疫发疹，热邪从皮毛出也，与汗同机，以疏散清热为主。然与他证发疹不同。他证或无里热，此则未有不里热者，虽以疏散为要，而见烦渴、舌苔黄则硝、黄仍须兼用；他证发疹，疹散而病即愈，此则有屡发而病不衰者；他病发疹不过一二日为期，此则为期不定。治法必视里邪解否，为用药之准则，不可以疹之一证为据也。

【点评】本节主要论述疫病发疹的辨治。

疫病发疹的机理，也是邪热从皮毛而出，所以叶天士说"斑疹皆为邪气外透之机"。陆子贤则说"疹为太阴风热"。戴氏认为，疫病发疹，里热偏盛，有其合理的一面，疹多为肺经热盛，波及营络所致，但也有邪热触犯皮毛而出现发疹的，未必见到里热证。疫病发疹如果屡发而病势不衰，多是气阴不足而致。

发斑

时疫发斑，邪热出于经脉也，虽不及战汗，亦有外解之机，治以凉血清热为主，白虎化斑汤、吴氏举斑汤、犀角地黄汤选用。此亦与他证发斑有异，他证发斑，斑消则愈，此总不以斑之消否为轻重，而惟以里证为主。每每斑出而谵妄如故，或斑出数日已消而昏沉如故，必待里热全清，二便清利而后愈。故治斑药味可为辅，不可为主。发斑、发疹，热皆在经而不在胃，凡遇烦躁而不渴，目赤而舌白，即是将发斑疹之候，预以清凉、解表、透毒之药治之，使邪易出、易净。

以上时疫表证，皆关乎里，不似他证，表里两不相关。故前列各条，皆冠以时疫二字，以明非他病之见证，不可以治他病之法治之，亦不可以此法治他病，总凭气、色、神、脉、舌苔辨之，百不失一。是五者，为辨时疫之大纲，实亦辨时疫之细目也。

【点评】本节主要论述疫病发斑的辨治。

"斑为阳明热毒"，时疫发斑亦是如此。治疗当以凉血消斑为主。用白虎化斑汤、吴氏举斑汤、犀角地黄汤。戴氏认为，疫病发斑后，当根据是否存在里热证进行判断，不能一概认为"斑出热解"。

戴氏认为发斑、发疹，都是邪热在经，应当灵活理解。陆子贤说"斑为阳明热毒"，是血分病变；"疹为太阴风热"，为气分病变，两者病变层次、病变部位、治疗方法是有差别的。戴氏把发斑当做表证对待，也是不正确的。

卷之三

里证

烦躁

烦乃心烦，情思不定，神不安而形如故。躁则形扰，扬手掷足，形不宁而神复乱。烦轻而躁重也。在他证有谓烦属心，躁属肾者；烦属阳，躁属阴者。在时疫总属郁热。热浅在上，则见烦躁之形；热深在下，则渐近昏沉而不烦躁。是时疫初起，可即烦躁之轻重，辨病势传变之轻重，不烦躁则非时疫，设气、色、神、脉、舌苔有时疫确据，亦属但表不里之轻证。

【点评】本节主要论述烦躁的病位与病机。

1. "烦"与"躁"的区别。烦是心神不定，躁是肢体扰动不安，兼有心神不宁。在临床上，"烦"和"躁"常相伴而出现。一般心神不安的同时，伴有肢体的扰动不安，而肢体扰动不安之时，也伴有心神不宁，所以难以截然分开。一般而言，心烦病情较轻，而肢体躁扰不安则病情较重。"烦""躁"都是躁动之象，所以都属于阳证。

2. 在时疫当中，出现烦躁多为郁热扰动心神而致，在杂病中，烦躁也多与邪热有关，此外，痰热也可以导致烦躁。戴氏以是否烦躁来判断是否为时疫，是没有根据的，同时他认为如果时疫不烦躁，则病情较轻，有一定的合理性。

凡初起憎寒发热而烦躁者，邪在半表半里，三消饮、九味羌活汤、六神通解散①选用。隆冬寒甚，汗难出者，大青龙汤、葳蕤汤可借用。舌苔已黄，渴而喜饮，身热汗出而烦躁者，邪入于胃也，白虎、黄芩、三承气、小陷胸、三黄泻心、凉膈散选用。舌苔已黑，烦躁渐近昏沉者，邪入心包也，犀角地黄汤加羚羊角、黄连解毒汤选用。屡经汗、下、清凉，表里俱无阻滞而烦躁者，阴液伤也，生脉散、六味地黄汤、吴氏诸养荣汤选用。或用汗解、清利、滋润诸法不应而烦躁加甚者，当细验舌苔。若黄黑苔中夹一块白润，是为夹水。或平素胸有痰饮；或未病之先，曾饮冷物；或初烦躁时，过饮冷水，恣啖凉物；或用清凉太早，皆能停饮于胸膈，胃脘之间。寒饮怫郁其疫热，外不能达表，内不能传胃，故烦躁转甚。验舌之后，更细按胸胁，满痛而软，漉漉有声，再细察其脉，右寸关或弦紧，或缓，皆停水确据。当以苍术、半夏、莱菔、厚朴先消其水气，然后治其烦躁，无不应者。不论舌苔有无黄黑，但烦躁而兼小便不利者，虽无水气在胸胁，而少腹略有满痛处，即当以导赤散、泻心汤、四苓汤、猪苓汤、益元散利其小便，所谓心邪不从心泻，而从小肠泻也。

【点评】本节主要论述烦躁的证治与诊察方法。

1. 烦躁发生的病位不同。初起烦躁，病位多在半表半里；邪热内传，病位在胃；进一步发展，热入心包；阴伤也可以出现烦躁。病位的辨别，除了病程阶段之外，还要结合舌苔的变化。

① 六神通解散：出自《伤寒六书》卷三，药用麻黄、甘草、黄芩、石膏、滑石、苍术、川芎、羌活、细辛，主治时行三月后，谓之晚发，头痛，身热恶寒，脉洪数。见后文附方。

2. 根据烦躁病机的不同，采用不同治法，初起则和解表里；病位在胃，则辛寒清散、苦寒清热，或清泄膈热，或通腑泻热；热入心包，则清热凉血解毒；阴伤则益气养阴为主。

3. 戴氏所说的热入心包出现烦躁，一般伴有神昏谵语，不仅仅应当清热凉血解毒，还要清心开窍，可以用清营汤、清宫汤合凉开三宝。

4. 戴氏提出，如果各种常规治疗烦躁的方法不能奏效，要根据舌象、脉象、腹部切诊来进行判断是否有水饮，在临床上有一定的指导意义。

呕

吴又可曰：时疫有始终能食者，邪不传胃也，慎勿绝其饮食，此不呕者也。愚尝见时疫初起未发热时，表证未见，有先作呕数日者，此疫邪先犯太阴。当辨其口气，无臭气而不黏者，属太阴寒证；有臭气黏厚者，属太阴疫证。此为先里而后表，不可遽用清凉，闭遏邪气，致使不能透达传化。虽四肢有时厥逆，脉有时沉伏，亦不可用温热，致增呕证。甚有舌紫昏沉者，惟当宣其胃气，藿香正气散最宜。若已发热而呕者，吴氏达原饮加半夏。兼三阳表证加羌活、葛根、柴胡。若呕而烦渴，身热而不恶寒者，邪在阳明也，白虎汤、黄芩汤、并加半夏。若呕而舌黄，胸中有满痛处，橘皮半夏汤加枳实、山楂、麦芽、川贝。贝母力缓，用至五钱或一两，乃能舒郁散结。若呕而舌黄，心下脐上有满痛拒按者，大柴胡汤。若呕而舌黄或黑，少腹有满痛拒按，当视其前后何部不利。大便不利调胃承气汤；小便不利四苓加木通，或益元散，利之则愈。寒热已解，二便通利，胸腹无滞而呕不止者，余热在胃也，竹叶石膏汤。屡经清、下，呕不止而舌无苔，多汗、心悸、萎倦者，中气伤也，大半夏汤或六君子汤加白蔻。

屡经清、下，倦怠异常，四肢渐冷者，乃清下太过而中寒也，理中汤甚至加附子。然此为治药之法，非治疫之法也，宜详察之。

【点评】本节主要论述呕吐的辨治。

1. 疫病中导致呕吐的原因很多，但总的病机为胃气上逆。戴氏把导致呕吐的病机归纳为太阴寒证和太阴疫证，实际上区分了呕吐的寒热属性。

2. 根据患者的舌脉和呕吐的伴随症状，来确定相应的治法，在临床上有一定的指导意义。

3. 误治伤阳后，也可以出现呕吐，当温阳为主。

咳

咳者，疫邪夹他邪干肺也。有初起在表，夹风邪干肺者，脉兼浮，咳多痰沫，必兼鼻鸣、自汗、洒淅恶寒，于透表诸方中加前胡、桔梗、苏子、杏仁、淡豉。有夹水干肺者，不论表里，脉必兼缓，咳必多清痰，兼舌白、心悸、胸满，或呕，或吞酸，于表里药中加桑皮、半夏、茯苓、川贝母、莱菔子。有疫热传里，燥火熏肺者，脉必数，咳必无痰，有痰亦难出而咽痛，于里药中加花粉、黄芩、川贝、蒌仁。有病后阴伤肺燥者，脉必涩，咳必无力，舌必赤而无苔，吴氏清燥养荣汤加麦冬、玄参、知母、贝母。有屡经汗、下，或平素阴虚，肾气上逆者，咳必兼上气，颧必时赤，足膝必清萎，脉必散，六味加枸杞、五味、牛膝。

疫邪兼咳者少，即有之，亦非大有关系之证，宜以病之表里大势为主，加治咳药于本方疗之。

【点评】本节主要论述咳嗽的辨治。

从病位上来说，咳嗽的病位在肺，肺为娇脏，不耐寒热，感邪之后，肺气失于宣肃，就会出现咳嗽。

咳嗽的治疗，必须辨清原因。就其病理因素而言，有风、痰、火、燥；就其病性而言，有寒有热；就证候虚实来说，有虚有实；就病位而言，有在肺在肾的不同，治疗的时候当根据病位、病性、虚实、脏腑的差异，有针对性地进行。

《黄帝内经》云："五脏六腑皆令人咳，非独肺也。"在疫病中出现咳嗽，除了与肺有关外，还跟脾、肾、肝、大肠等脏腑有关，必须从整体出发，辨证论治。

渴

渴乃热象，时疫为热证而有不渴者。盖初起湿热相兼，为蒸气，热未胜湿，则郁闷、心烦而不渴。热已大盛，在经而不在胃，则烦躁、身热而不渴。在下而不在上，则燥结而不渴。在血分不在气分，则昏沉而不渴。疫邪初从太阴发者，胸腹满、呕而不渴。此外，无有不渴者矣。

初起在表，发热、头痛、舌白而渴，脉必不浮、不沉而数，六神通解散加石膏、葛根，或九味羌活汤加石膏、葛根。半表半里，口苦咽干，目胀而渴，脉必数，小柴胡汤加花粉、知母，或亦加石膏，或达原饮加石膏、葛根。

邪已入胃，作渴、身热、自汗，舌现黄苔，或酱色，或黑燥，当察其胸、胁、少腹，按之无痛处而渴者，为有热无结，脉必洪，宜白虎汤。按之有痛处，为有热有结，痛在心下，脉必滑大，关上尤甚，小陷胸汤。在脐上及当脐，关中脉必滑大，小承气汤。在脐下，尺中脉必滑大，调胃承气汤。心下至少腹俱痛，寸、关、尺必皆滑大，大承气汤。痛在左胁不可按，左关脉必弦，或涩、或芤，桃仁承气汤。

痛在右胁不可按，右关脉必弦，或滑、或迟，十枣汤。渴而小便不利，少腹不可按，尺脉必数，四苓散、猪苓汤、六一散。汗、下后，身热已除而渴不止，余邪未尽也，宜将前所用药再作小剂以利之。屡经汗、下，渴而舌上无苔，胸腹无满痛，心悸而烦，脉虚细，或浮散、或涩，亡阴也，六味合生脉为主。

渴与烦躁同机，而渴轻于躁。渴有喜饮，而又有喜热饮、冷饮之分。在他证不喜饮及喜热饮，则为真寒假热。在时疫喜热饮，多发斑疹；不喜饮，热在血分。真寒假热，百不一见也。时疫初起，以渴为机括，渴甚则热甚，渴微则热微。在末路，尤以渴为有余邪，不渴为无余邪也。

【点评】本节主要论述了口渴的辨治。

1. 在疫病中，导致的口渴的原因比较多，如热盛阴伤、痰热或湿热内阻、阳明腑实等，而出现口不渴的原因也很多，如邪热入营，口犯不渴，或阴伤不甚，或痰湿内阻，或者邪热深入下焦，口也不渴。戴氏认为邪热入胃和阳明腑实，则口不渴，是不符合临床实际的，热盛阳明会出现口大渴，并不是口不渴。

2. 口渴的辨治，主要依据舌苔、脉象、切诊等四诊合参的方法来进行辨证，进而确定相应的治法。戴氏提出根据脉象的不同，使用不同的承气汤，比较机械。三承气汤都是通腑泄热，虽然攻下的力量有差异，作用的腑实部位并没有差异。

3. 戴氏指出疫病出现口渴，可以通过利小便的方法治疗，为水湿内停，气不化液，不能一概用滋阴的方法。

4. 戴氏指出通过喜热饮、冷饮来辨别病性真假，具有一定的借鉴意义。

口苦

热邪在中、上二焦则口苦，非特时疫为然，即感风寒口苦，亦属少阳热证。如时疫当恶寒、发热，表证正盛时，见口苦，即于发表诸药中倍加清热之品，轻则黄芩，重则知母，再重则石膏。不但三阳表证如此，即三阴里证手足冷，恶寒，呕利，胸、腹满，不渴，症状似乎纯冷无热，而一兼口苦，即当于温燥药中加利热之品。如用半夏、苍术、草果、厚朴，必加木通、苓、泽，甚至加知母、黄芩，本吴氏达原之义。

口苦为热证的据，每遇证状模糊，寒热莫辨，必借此以决之。至舌苔黄黑干燥，烦躁，热渴，闭结，又清下之不可或缓者矣。

【点评】本节主要论述口苦的辨治。

口苦为疫病常见的一种症状，病位在少阳或肝，病性而言，一般以热证居多，所以用辛寒或苦寒清热。戴氏提出，"三阴里证"可以出现口苦，从下文取达原饮之意来推断，应该是痰湿或痰热、湿热郁阻膜原，寒甚热微之证。口苦虽然为热证的重要表现，但在治疗时也要分清邪热、湿热、痰热的差异。

口甘

口苦、口甘同为热证，苦为燥热，在上、中二焦，多渴，属三阳；甘为湿热，在中、下二焦，多不渴，属三阴。盖脾胃属土，稼穑作甘，土邪下涉肾位，水土相蒸，甘味上溢于口，多兼呕吐。人每误认胃寒，而用温中之剂，不知湿热在于下焦，土能克水，温燥太过，肾水告竭，总不见热渴诸证，惟目不见物，渐至昏沉而死。

口甘一证，在诸证初起，犹可用温燥开导之品，而亦不宜过剂。在时疫必以清热为主，消痰为辅，或胸中停饮太甚，亦不过加苍术、半夏而已，如二陈去甘草加姜汁炒山栀、姜汁炒黄连、竹茹、黄芩等类，为口甘要药，乌梅更妙，酸能胜甘，盖五行克制，自然之理也。或四苓散加山栀亦得，然必以时疫之大势，为用药之权衡，斯可矣。

【点评】本节主要论述口甘的辨治。

口甘，即口内常觉有甜味，在疫病中多属于湿热中阻，病位在脾胃，治疗当以清热化湿为主。《黄帝内经》认为"治之以兰，除陈气也"。取其芳香清化之意。戴氏提出，口甘可以用温燥药，可以理解为湿热中阻，湿热俱盛，或者湿浊偏重，热势不显，用芳香温燥之品，可以化湿。乌梅一味，偏于酸敛，虽然二陈汤中用其与其他药物相配以化痰燥湿，但湿浊较盛的时候应当慎用。

唇燥

唇燥者，阳明热也。时疫见此，当辨其色。深赤为大热，宜清下。淡白为亡津液，宜滋润。色如常，为津液不流通，热在经脉，宜葛根。

【点评】本节主要论述唇燥的辨治。

脾开窍于口，其华在唇，口唇需要胃津和脾阴滋养与濡润。无论唇色淡白或唇色如常，只要口唇干燥，就是津液损伤的标志，治疗以滋阴为主。用葛根，可以鼓舞脾胃之气，如钱乙的七味白术散中用葛根治疗小儿吐泻伤津之后的口唇干燥之症。

齿燥

时疫齿燥有三。轻浅者为阳明经热，前板齿燥，身热目疼，鼻干不得卧，此将发斑疹及衄血之先兆，葛根为主，黄芩、知母、石膏为辅。重者为胃府燥热，通口皆燥，甚则黑如煤炭，三承气、三黄石膏选用。至重者为阴火煎熬，亡血太甚，肾水涸竭，当峻补其阴，知母、黄柏、生地、玄参、天冬、麦冬、丹皮，每味两许，大作汤液，加童便、金汁，昼夜兼进。若药轻治缓，则不及矣。

【点评】本节主要论述齿燥的辨治。

清代温病学家创立了温病学的特色诊法之一的验齿。"齿"与"牙"是有区别的，齿为单数，牙为偶数，温病中讲的"验齿"，主要看的就是门牙，也就是戴氏所说的"前板齿"。牙齿的干燥，反映了阴液的亏虚，叶天士认为，牙齿光燥如石的，多为胃津不足，燥如枯骨的，是肝肾阴竭。戴氏提出，牙齿干燥，为阳明经热盛，进一步发展将深入血分，所以为将发斑疹及衄血之象，而牙齿色黑如煤炭，多为动血之后，齿龈结瓣，热毒深重的表现，所以治疗当清热解毒凉血。热毒炽盛，劫夺肝肾之阴，故治疗应以解毒为主。

鼻孔干

时疫鼻孔干有四。风热则鼻鸣，荆、防、葛根、薄荷为主。阳明经热则烦躁，葛根、石膏为主。胃热腑证则大渴，舌黄，三黄石膏为主。亡津液肺燥，麦冬、生地、五味为主。大抵风热、经热者，十之五六；腑热、亡液者，十之二三。非谓热深而鼻孔反不干也，以烦、渴、大热证见，则不觉鼻孔之干与否耳。

【点评】本节论述鼻干的辨治。

肺开窍于鼻，肺主宣发肃降，布散津液，濡润鼻腔。肺胃热甚，津液亏虚，不能濡养鼻窍，所以出现鼻干之象，治疗以清肺保津为主。而在发病之初，由于邪热郁于肺卫，肺卫失宣，津液失于布散，也会出现鼻干，只需泄热透表为主，表气一通，津液正常输布，鼻干自然缓解。

耳聋

耳聋者，少阳邪热夹痰上壅也。时疫耳聋者多，盖邪之传变，出表入里，必干少阳，又时疫属热，热至上升，夹痰涎浊气上壅隧道，故耳聋也。治法以疫邪大势为主，见于初起传表时，于表药中加荆、防、川芎；见于入里时，于里药中加黄芩、知母。屡经汗、下，耳聋不愈，不可急治，养阴调胃为主。须待粥食如常，二便调匀，始由渐而愈也。

【点评】本节主要论述耳聋的辨治。

疫病中出现耳聋，有虚实之异。实证多由于风热上攻少阳，少阳经气不舒，则为耳聋；或者湿热、痰浊上蒙清窍，也可导致耳聋。虚证多由于邪热久羁，伤及肝肾之阴，清窍失养。实证治疗以泻邪为主，虚证多补益肝肾之阴。实证多为一过性的，经过治疗多能恢复，而虚证多难纠正，甚至可能终身不愈。

鼻如烟煤

时疫鼻如烟煤者，邪热烁肺也，由鼻孔干而来，急当清下，少缓则肺胃枯绝矣。三承气合白虎；或三黄石膏加青黛；或小陷胸加犀角；或犀角大青汤，视其兼证，择而用之。

【点评】本节主要论述鼻如烟煤的辨治。

鼻如烟煤，就是鼻孔色黑如烟熏色，在疫病中，多为热毒炽盛、津液大伤之象。治疗当清热解毒，凉血养阴。如果兼有阳明腑实的表现，应当急下存阴。戴氏认为用攻下泄热的方法，是釜底抽薪之意。

鼻孔扇张

鼻孔扇张有三。一痰壅于肺，气出入有声，喘咳、胸满、不渴，宜瓜蒌、贝母、桑皮、苏子泻肺，肺气通自愈。一郁热于肺，气出入多热，有微表束其郁热，古人独主越婢汤，盖散其外束，清其内郁也，用于时疫中，以葛根易麻黄，或葛根黄芩黄连汤亦可。一肾气虚而上逆，气出入皆微，多死。此证必得之屡经汗、下，或兼多汗、心悸、耳聋，急宜大剂六味合生脉散加牛膝、枸杞，或可百救一二。

【点评】本节主要论述鼻孔扇张的辨治。

鼻孔扇张，就是我们所说的鼻翼扇动，多见于小儿，而成人比较罕见。在疫病中，出现鼻翼扇动，有虚有实，其病位主要在肺。实证多为邪热、痰热壅滞于肺，闭阻肺气，导致肺的宣发肃降失常，患者除有鼻翼扇动的表现之外，还有胸闷、喘促等表现。治疗以开宣肺气、清热化痰平喘为主，虚证多由于肺气大伤，吸清呼浊的功能障碍，肺气失于敛降，呼多吸少，或者肺之化源欲竭，面色青紫晦暗，四肢发绀，汗出不止，脉搏散乱，多为重症，当益气敛阴固脱。

咽干

咽干者，邪热淫于膈上也。在伤寒为少阳热证，时疫亦然，宜黄芩，甚则佐以花粉、知母。

【点评】本节主要论述咽干的辨治。

咽为气体进出的通道，生理上与肺、肾有关。疫病中出现咽干，多为肺胃阴伤或肝肾阴虚，咽失于濡养所致。肺胃阴虚，可以用天花粉、知母等滋养肺胃，而肝肾阴虚导致的咽干，当滋补肝肾。

咽痛

时疫咽痛，为热淫于肺。当视其咽中有结无结：无结者微红，以桔梗、花粉、黄芩、玄参治之；有结者红肿，当加牛蒡、赤芍消其肿；结甚则起紫泡、白泡，是为乳蛾，必以针刺去恶血，再服清热之药方妙。

时疫中常有急喉风①、急喉痹②二险证，旦发夕死，不可不察也。急喉风，咽痛而喘，乃痰邪夹热，上壅于肺。古方用胆矾吐其痰涎恶血，或皂角膏吐之，治之稍缓，则气闭而死。急喉痹即乳蛾速长，闭塞喉咙，亦以刺去恶血为主，甚或用刀大开其脓血。此虽见于时疫中，必其人平素贪厚味，多怒郁，肝火妄动，有以致之也。

---

① 急喉风：中医病名。是喉风的一种，是指发病迅速，病情危重，喉部红肿剧痛，呼吸困难，痰涎壅盛，语言难出，汤水难下为主要症状的喉部急性病证，又名"紧喉风"。
② 急喉痹：中医病名。指多种原因所致的急性阻塞性喉病。症见咽喉肿痛迅速、胸闷气促、吞咽不利、痰涎壅盛、声如拽锯。

【点评】本节主要论述咽痛的辨治。

时疫出现咽痛，实证多为热毒结于咽喉，咽部疼痛比较剧烈，兼有咽部红肿或乳蛾病，治疗当清热解毒利咽。古人常用桔梗、生甘草、牛蒡子、玄参、马勃等利咽消肿。虚证多为肝肾阴虚，以滋补肝肾为主，多从六味地黄丸化裁。戴氏用针刺去恶血的方法，现在很少使用，如果针具消毒不彻底，有继发感染的可能。目前临床有耳垂放血或指尖放血的疗法，也比较有效。此外，戴氏提出口腔内出现白泡，应当与白喉相鉴别。

戴氏提出的"急喉风""急喉痹"两种疾病，均是各种因素导致的咽喉急性梗阻性疾病，病情危重，为耳鼻喉科的危重症。古人用放血和探吐的方法治疗，现代临床已经很少使用，一般采用激素或者气管切开等治疗。

舌燥

舌乃心苗，肾窍通其本，脾脉络其下。时疫舌燥，由火炎土燥，中宫堵截，肾水不能上交心火，须察其苔之有无，与色之深浅施治。白苔而燥，疫邪在表，痰已结于膈上，吴氏达原饮加石膏、川贝、蒌仁、大黄。此吴氏名白砂苔，热极不变黄色，下之即黄，不可缓也。黄苔而燥，疫邪传胃，小承气、小陷胸、大柴胡选用。酱色苔而燥，疫邪入胃，深及中、下二焦，调胃承气汤。黑苔而燥，疫邪入胃至深，伤及下焦，大承气汤。燥成块裂，或生芒刺，热更甚也，大承气倍其分两，大黄须两许方妙。各燥苔，下之渐减，不即尽净，为药已中病，力未到耳，当再下之，有下至三五次、十余次而后愈者。若屡下而燥苔愈长，不可更下，当察其腹中。若揉按作响者，痰水结于中焦，脾胃受困，津液不能上潮，改用平胃、二陈温燥之剂即愈。又肾阴竭涸，愈下愈亡其阴，燥苔不回，目无神，耳聋，心悸，腰痿，再下必死，宜六味地黄汤合生脉散。至无苔而燥，须辨其色。正赤或深紫，热归心包，血分热极，石膏、知母、黄连、犀角、羚羊角、牛黄为主。鲜红亡阴，二冬、生地、玄参、知母、阿胶、人参为主。大抵舌无苔则胃无物，可清润，不可攻下。

【点评】本节主要论述舌燥的辨治。

舌为心之苗，足少阴肾经系舌本，脾开窍于口，舌苔有胃气熏蒸所化，故与心、肾、脾胃的关系较为密切。观察舌苔的厚薄、润燥、色泽，可以判断病位的深浅、津液的盈亏、病邪的性质。一般而言，苔燥者，多为津液已伤。白苔、黄苔，一般为气分病变，为疫病的中期和极期，病情相对较轻，黑苔，多为病情危重之象。此外，疫病中出现舌苔干燥，也可能为湿浊遏阻气机，津液失于布散所致，用宣气化湿治法，气机通畅，舌苔也会转润。

在临床中，除了观察舌苔的变化之外，还有观察舌质的变化。就疫病而言，舌质反映了营血分的病变。在进行诊断时，应与舌苔相结合，掌握其动态变化。

舌强 附舌痿

时疫舌本强硬，为热而兼痰，宜清下无疑，须加清痰之药。兼白苔者，膈间未经煎熬，其痰尚湿，佐以半夏，大柴胡汤是也。兼黄苔者，已经煎熬，其痰渐燥，佐以川贝、瓜蒌，小陷胸汤是也。兼黑苔者，热极，痰亦为火，佐以牛黄方效。若无痰，舌色正赤、深紫裂燥而强者，热毒蕴于心包也，三黄石膏汤加犀角、牛黄，急清其热。

舌强虽与舌燥相类，而燥属胃，主热；强属心，主痰。又舌痿软而枯小与舌强硬而不缩有异，乃虚脱已极，大补及滋润或百救一二。

若屡经汗、下、清热消痰，而舌强者，又当与舌痿同治。

【点评】本节主要论述舌强和舌痿的辨治。

舌体转动不灵活，伸缩不能自如，言语不清，称之为舌强。疫病中多为气液不足，络脉失养，或痰浊内阻所致，为动风痉厥的先兆。如果兼见黄苔，是气阴两伤之象；兼见黑苔，是肝肾之阴不足之象。热入心包，出现的舌强，一般称之为"舌蹇"，兼见舌质红绛，治疗以清心开窍为主。

舌体内缩，不能神出口外，称之为舌痿。一方面表现为舌体萎缩，另一方面表现为舌体软弱无力，一般可同时出现，多为疫病后期，真阴耗伤，舌体失养，同时还可以见到其他肝肾阴虚的表现。

舌卷短

时疫之舌，一见黄苔失下，失下则由黄而变酱色、变燥、变黑、变生芒刺，再失下，则变卷、变短，为下证至急之际，宜大下屡下方和，缓则不救。

【点评】本节主要论述舌卷短的辨治。

舌体内缩和卷曲，即为舌卷缩。同时可见阴囊陷缩，称之为舌卷囊缩，是疫病阳明腑实，应下失下，邪热久羁，劫夺肝肾之阴的危重征象。也即《温病条辨》所言："一曰阳明太实，土克水者死。"一般舌苔焦燥起刺，为沉香色或灰黑色，当急下存阴。

胸满痛

时疫胸满而不痛者，为邪未结，为无形之气，稀薄之痰。痛而不满者，为病在经络，有虚有实，有虚实相兼。满而痛者，为邪已结，须分痰、食、血以施治。

属无形之气者，按之不痛，时疫初起，邪在募原，多有此证，宜达原饮加枳、桔、木香、大腹皮以开豁之。属稀薄之痰者，时疫二三日，邪在半表半里，多有此证，宜达原饮加半夏、莱菔子，或小柴胡汤加莱菔子。

病在经络，痛而不满者，初起属实，于解表药中加延胡、乌药，舒其经络之气血。病久屡经汗、下多虚，于养气血药中倍当归。更有虚中夹实者，于解表清里药中加乳香、没药最妙。

满而痛不可按，邪已结矣。痰结者，牵引窜痛，兼呕，小陷胸汤、大柴胡汤，或二方合用，甚则大陷胸汤、大陷胸丸。食结者，硬痛成块，不可按，多在心下，宜平胃散加枳实、苏子、莱菔子、白芥子。亦有在膈上者，为危证，当吐之，宜瓜蒂散。此二者不可便下，须待其转动方可下之。盖结在上焦属气分，下之太急则气逆呕吐，外用按揉之法为妙。血结者不可按，按之软，脉芤、涩、弦，宜于解表清里药中加桃仁、红花、三七、归尾，甚则桃仁承气汤。时疫多实多热，至胸膈满痛，又属实邪，非虚证。惟是屡经攻下，胸痛更甚者，乃脾肾两虚，下气上逆，宜温理脾胃，以建中镇安之，甚则导火归元，纳气归肾皆可。然不多见，须消息斟酌，不可轻试。

【点评】本节主要论述胸痛的辨治。

疫病出现胸痛，有单纯的无形邪热和实邪结滞两种情形。无形邪热结居于胸，经气不舒，不通则痛。有形实邪多为痰浊、瘀血、食积。不同的病程阶段，病位深浅不一。初则病在经，久则入络。而初起的病位膜原，也属于半表半里的病变部位。治疗方法主要以清热、化痰、消积、理气、活血、通络、止痛为主。

胁满痛

胁满痛与胸满痛同，而微有不同者，胸满痛有宿食为病，胁满痛无宿食为病，乃亦有因宿食在胸腹而满痛及胁者。时疫胁满痛，是痰、气、血三者为病，其中亦有满而不痛、痛而不满、满痛并作之分。其满而不痛者，募原之邪未经传变，宜达原饮，兼寒热往来者，大柴胡汤。痛而不满者，邪分布于少阳之经，宜小柴胡汤。满痛并作者，当分左右。左属血，小柴胡去人参，加延胡、归尾、红花、桃仁，甚者加莪术、三棱、三七、五灵脂。右属痰与气。痰，大柴胡倍半夏，加牡蛎、莱菔子，甚则白芥子、甘遂、大戟、芫花。气，加青皮、莱菔子、木香、大腹皮。痰与气痛，皆无常所而有聚散。痰散仍有所苦，气散则无所苦。若屡经汗、下、清利而胁痛更甚者，虚证也。气虚必呕利，养气为主；血虚必烦热，养血为主，此亦十中一二。

胁痛与胸腹痛不同。胸腹譬之冲衢①，塞不能久；胁则譬之僻巷，塞则难开，用药须明此意。时疫胁痛虽有痰、气、血之殊，而总不离乎热，黄芩是为主药。若别有热证者，黄连、山栀又所必需，他病胁痛，有寒、有热，不在此例。

【点评】本节主要论述胁满痛的辨治。

疫病出现胁满痛，病机与前面的胸满痛的病机基本相似。但

---

① 冲衢：意思是交通大道。

胸胁为肝胆经循行的部位，所以多从肝胆论治。

腹满痛

时疫腹满痛，属宿食为邪热所结者，十之七八；属气、血、痰、水者，十之二三。盖腹为胃与小肠之正界，非胸、胁、少腹之地可比。腹满而不痛者，属邪在气分，属水谷散漫而未燥结。气分脉多沉，或弦，水谷脉滑；气分通腹皆满，水谷满有分界；气分者，厚朴、大腹皮、青皮、陈皮、枳、桔为主，水谷者，半夏、山楂、麦芽、神曲、莱菔子、枳实为主。时疫为热证，腹满亦当清热，兼以顺气消食可也。若舌多黄苔，虽满而不痛，为邪已传胃，宜小承气汤下之。

痛而不满者，属邪在血分，属水谷燥结诸病、他病或有属冷者。时疫总属热证，痛不可按而无硬处者，于清里方中加赤芍。不可按而有硬处者，调胃承气汤。

满痛兼作为痞满在气，燥实在血，大实大热之证，大承气汤。诸病腹满痛或兼自利，当责之虚冷，时疫自利属热结旁流，下之则止，不可疑为虚冷。若满痛而喜燥、喜温，或恶寒，手足冷，清利之益甚，或右关迟紧，此非本病，乃因烦渴、饮冷太过，或用清凉太过、太早之所致，又当以温燥为主，不可执一。然此亦治药弊，非治本病也。

【点评】本节主要论述腹满痛的辨治。

疫病中腹满痛，多由于食积、或者阳明腑实所致，治疗多以消积、通下腑实为主，方药多用三承气汤加减。疫病中还有一种腹痛，为肠腑蓄血证，多因邪热损伤肠络，血溢肠间，症见身热夜甚，神志如狂，大便色黑等，为血分证。

少腹满痛

时疫少腹满痛，为邪热结于下焦。下焦乃大肠膀胱及厥阴分界，与中焦异，亦有满而不痛、痛而不满、满痛兼作之不同。初起满而不痛者，湿胜气滞也，槟榔、厚朴、苍术为要药。痛而不满者，手不可近，热伤厥阴血分也。

黄芩以清热，赤芍、归尾以活血，柴胡以升厥阴之气，若牵引阴器及两胯夹缝者，加秦艽即愈。满痛兼作者，不论初起、末后，当视其前后。在前小水不利，蓄水也，四苓、猪苓、益元等方选用。在后大便不利，有燥屎也，三承气选用。小便利而大便色黑者，蓄血也，抵当汤、桃仁承气汤选用。以大、小便之通塞为辨，固矣，亦当细察其满痛而有硬块不可按者，属燥屎。满痛如鼓不可按而却无块者，属溺蓄脬中。满痛拒按而软者，属蓄血。以此辨之了然矣。外有时疫末路，满而不痛，痛而不满，喜温喜按者，为虚证，当细询来路。若屡经清、下太过，当消息温补以培养阴阳，不可执时疫为实邪热证而不变通也。然此亦十中一见耳。

上满痛诸证，乃时疫里证之大端，总属热邪内陷。在风、寒、暑、湿诸门，则寒、热、虚、实俱有。在时疫已经传变，见于烦渴、燥热既显之后。其为热证易辨，若见于未经传变之先，乃疫毒郁而未发，多不渴，多不发热，甚有手足反厥冷者。根据风寒治，则当温；根据时疫治，则当清。毫厘千里，反掌生死，当于气、色、神、脉、舌苔五者，细察而详辨之。

【点评】本节主要论述少腹满痛的辨治。

少腹部的主要脏腑为直肠、广肠、肾、膀胱、前后二阴及女子胞，而少腹出现满痛，多是疫病过程中，这些脏腑受累。下焦蓄血证在疫病中极为常见。患者多表现为身热，少腹坚满，按之疼痛，小便自利或不利，大便色黑，神志如狂，口干而漱水不欲咽，舌质紫绛，治以通腑泄热，活血逐瘀。

戴氏提出，蓄血证当以大小便是否畅通作为用药的依据，是比较正确的。传统上对下焦蓄血证的认识，多认为小便自利，实际上，在临床中，有些下焦蓄血证，反而小便不利，或者小便点滴全无，应当明确。此外戴氏提出对满痛诸证，要四诊合参(气、色、神、脉、舌苔)，非常符合临床实际，对临床有指导意义。

自利

时疫自利皆热证也，其所利之物与内虚内冷者自别。冷利之色淡白，热利之色正黄，甚有深黄、酱色者；冷利稀薄，热利稠黏；虚冷利散而不臭，热利臭而多沫；虚冷易出，热证努圊；冷利缓，热利暴注下迫而里急，此辨时疫热利与诸冷利之大概也。

时疫初起，有手足厥冷，恶寒，呕吐，腹痛自利者，全似太阴寒证。辨其为疫，只在口中秽气作黏，舌上白苔粗厚，小便黄，神情烦躁，即可知其非寒中太阴，是时疫发于太阴也。烦躁轻则藿香正气散，烦躁甚则用达原饮，一二服后即见三阳热证矣。此时若用温中药，转见四肢逆冷，手足青紫而死，不可不细察也。

时疫初起，头疼、发热而自利，九味羌活汤。传变太阳、少阳合病，身热、口苦、咽干、目眩而自利者，黄芩汤，兼呕加半夏。传里舌黄、谵妄而自利者，按其心下至少腹有硬痛处，与大承气汤；无硬痛处，小承气、小陷胸、大柴胡选用。此在下其热，不必以结为主，故虽无硬痛，亦主大黄。时疫自利而小便不利，腹满而无硬块，时作肠鸣者，热在小肠膀胱而蓄水也，四苓散、猪苓汤、益元散选用。

时疫自利受补者少，至屡经清、下无表里证，自利渐至清谷而脉微细者，则六君子汤、补中益气汤、理中汤，又所当酌用也。

【点评】本节主要论述自利的辨治。

这里的自利，是指大便稀溏，或者如水状，同时伴有大便次数增多、腹痛等以及其他全身症状。在疫病中，出现下利，热证比较多，所以《黄帝内经》说："诸呕吐酸，暴注下迫，皆属于热。"但在某些湿热病后期，湿热从寒而化，伤及脾肾之阳，也可以出现下利，不应当也当做热证。也就是戴氏说的"自利渐至清谷而脉微细者"这种情况。

戴氏提出："传里舌黄、谵妄而自利者，按其心下至少腹有硬痛处，与大承气汤。"这里的下利，应该理解为阳明腑实出现的热结旁流，表现为燥屎内结，粪水从旁而流下，下利青色恶臭稀水。疫病过程中出现自利而小便不利，也不能单纯认为是小肠膀胱蓄水证，也可能是因为下利，水液偏走大肠，津液亡失，小便形成乏源，应当滋阴增液为主，不能再用通利小便的方法。

便血

时疫便血，热邪深入也，先当辨其血色。鲜红者，清热为主，黄芩汤、三黄石膏汤、犀角地黄汤；血色紫黯成块下者，逐瘀为主，桃仁承气汤、抵当汤，须按腹、胁有痛处，用之为确。时疫便血，散晦夹涎水者，脾胃虚而脏腑伤也，归脾、补中、八珍可借用，并加乌梅。

时疫便血之后，多亡阴证，神昏耳聋，舌无苔而燥，身痛不可转侧之类皆是，生脉、六味加阿胶，峻补其阴，然多不救也。

【点评】本节主要论述便血的辨治。

便血，古人以近血、远血来进行区分，一般颜色鲜红的，为近血，病位在广肠或直肠；颜色黯黑的，为远血，病位在脾胃、小肠。疫病中出现便血，多为邪热灼伤肠络而出血，治疗以凉血散血为主。便血为危重症候，气随血脱，益气敛阴固脱。便血之后，阴血亏虚，可以温阳健脾，养血止血，可以用黄土汤。

便脓血

时疫便脓血与便血有燥湿之分。便血属燥热，凉润为主；便脓血属湿热，清热兼分利为主。

时疫初起，头痛发热便脓血者，即古所谓疫痢是也。不必治脓血，但解其表，表解则便数自减，决不可早施清里攻下之药，即分利、清凉亦所当慎。盖邪方在表，清里邪则内陷深入，后极难治。且时疫一见便脓血，则烦渴之热势反缓，盖热随利减也。所以苦寒之品不可浪用，惟以仓廪汤为主，详见"夹痢"条下。时疫传变至半表半里便脓血者，柴葛解肌汤加苓、泽、木通、黄芩。时疫传变入里，烦、渴、谵妄悉具而便脓血者，黄芩汤、葛根芩连汤选用。兼里急后重，腹中拒按者，加槟榔、大黄。时疫屡经攻下而便脓血滑利者，当以养中、调气、养血为主，清热为佐。老人、虚人亦仿此例。

〔**点评**〕本节主要论述便脓血的辨治。

便脓血多为痢疾的主要症状。痢疾初起，兼有表证，以解表为主，即喻嘉言所谓"逆流挽舟"的方法，用败毒散加减。痢疾的治疗，古人称"行血则便脓自愈，调气则后重自除"，多气血并治，用通因通用治法，不但禁止使用止法，也禁止使用分利的方法。久痢患者，多治以养中、调气、养血。

大便闭

时疫属湿热，大便闭者少，间有闭者，乃平素胃阳强盛，多燥气也。夫本来阳盛，复受时疫，则湿热皆变为燥热，虽兼表证未得汗，可下。以时疫与伤寒不同，伤寒邪从表入，有表证未得汗，必不可攻里；时疫邪从内发，虽有表证，每每发表而不得汗，必待里气通而后表始得汗。所以时疫大便一闭，即有表证，亦当下之，不可逡巡①也。

若初起未经表散，则当用三消饮下之为当。有表证尚可下，则烦渴、谵妄、舌苔黄黑、燥烈、卷短、胸、腹硬痛诸证备见，更当分别轻重下之无疑。

又有大便闭而屡下不通者，则必有夹邪，当审之。有夹水者，水在肠中，则不下而自利；水在胃脘以上，则脉多弦、多缓，往往上呕而不下利，且舌白而心下按之作响，虽用承气不能下行，故下之不通，当先用半夏、茯苓、苍术消其水，而后下之，亦有可用大陷胸汤者，必胸上痛而手不可近，方为药与邪敌。有夹气者，气滞于胸膈之间，主上逆而不下降，胸腹串痛而脉沉，当先以苏子、莱菔子、木香、槟榔顺其气，而后下之。

有气虚而屡下不通者，属老人、虚人，其脉必兼无力，其色必悴，其肌肉必缓，其神必散。若下证全具，当与大承气加人参，一服而宿垢顿下，或陶氏黄龙汤，或麻仁丸，参汤下，酌其里证之多寡用之。有血虚而屡下不通者，属妇人产后，痈疽溃后，或平素阴虚及亡血，其脉必兼涩，四物、六味、生脉及吴氏诸养荣方、麻仁丸选用，仍须蜜煎猪胆汁导之。

大凡时疫，大便一闭，即当下之。然须询其有无所苦，若无所

---

① 逡巡：有所顾虑而停步不前。

苦，下尚可缓，有所苦而下之不通，又须察有无夹邪及虚也。当下者十之五，可缓者十之三，夹邪者十之一耳。时疫如此，他病则不然。古语云：伤寒下不厌迟，时疫下不厌早。诚哉！斯言也。

【点评】本节主要论述大便闭的辨治。

疫病出现大便不通，有虚有实，实证为阳明腑实，但邪热久羁，大便不通，在加上疫邪容易伤津耗气，所以可以在阳明腑实的基础上出现阴液亏虚、气阴两虚，或是波及其他脏腑，病情比较复杂。但一般来说，使用下法以通腑泄热，兼以滋养阴液、补益气阴，或者根据所波及的脏腑，一并治疗。

老人出现大便不通，或者为气血两虚，大肠传导无力，或者气阴不足，无水舟停，治疗以补益气阴，养血润下为主。

小便不利

时疫初起在表时，头痛、发热、小便不利者，热入膀胱也，益元散主之，四苓散、猪苓汤皆可用。东垣云：小便不利而渴者，热在上焦，法当淡渗；小便不利而不渴者，热在下焦，法当苦寒。此可为据。

时疫传里，大便闭而小便不利者，当先通大便，大便通小便自利，此惟时疫为然，他病则否。时疫屡经汗、下，小便不利者，阴竭也，为难治，知母、黄柏、生地、麦冬之类治之，或生脉、六味皆可，然多至少腹如鼓而不救也。

凡小便不利，日久下关不通，必反于上。往往有呕吐、呃逆、涓滴不能下咽，至汤药不进者。当用敷脐法：大田螺一枚，捣烂，入麝香三厘，敷脐上，帛束之即通，一见点滴即受汤药。古法有用葱熨及井底泥敷少腹者，俱可参用，但不宜于阴竭之虚人耳。

【点评】本节主要论述疫病小便不利的辨治。

疫病出现小便不利，情况比较复杂。湿热下注，膀胱气化失司，小便不利；肺气闭阻，水液不能下行，小便不利；热灼津伤，小便生成乏源，小便不利。如果为湿热下注，用淡渗之法，肺气闭阻，当开肺气，津液亏虚，应当苦寒清热，滋养阴液，不能一概使用淡渗的方法。戴氏提出，根据是否口渴来判断病位在上焦还是下焦，并不完全正确。但戴氏认为，小便不利，"日久下关不通，必反于上。往往有呕吐、呃逆、涓滴不能下咽，至汤药不进者"，实际上是急性感染性疾病过程中出现急性肾功能衰竭尿毒症的表现，观察非常细致，在现代临床也有借鉴意义。

小便黄赤黑

时疫未传变时，小便多如常。热一传入里则黄，热甚则赤，热入血分蓄血则黑。小便可验里热之有无、深浅、多寡，但不可以作专证。疫邪在表小便黄，即于解表中加清凉药。邪入里小便黄赤，虽手足逆冷，亦当攻里逐热。

疫邪已退，表里俱和，小便黄赤未退，仍当清利余邪。惟小便黑者，当逐瘀清热为主，犀角地黄汤加大黄等类。有屡经汗、下，清凉太过，表里俱无热邪，而滑泻腹痛，小便黄赤者，当理脾升阳为主，亦治药非治病也。

【点评】本节主要论述小便黄赤黑的辨治。

疫病中出现小便色黄，是热盛的表现，治以清热为主。戴氏提出的小便色黑，可以理解为小便颜色加深，可能有两种情形：一种是小便出血比较严重，尿色加深；另外一种是黄疸过程中，小便黄染，如浓茶色。治疗之后出现小便黄赤，根据其治法推断，可能是伤及脾阳之后气不摄血而出现的尿血。

小便多

时疫为湿热，小便多者甚少。传里之后，或有小便多者，乃胃土变为燥热也，急下之。屡经下后，小便多者，气虚也，益气升阳为主。亦有肾虚而小便多者，六味地黄汤加五味子。大抵未下之先，小便多者属燥热，小便必微黄，必烦热，渴而喜饮。既下之后，小便多者属虚。气虚则不喜饮，而寸脉不及尺，浮不及沉；阴虚则喜饮，而尺脉不及寸，沉不及浮，失治日久，则变消渴。时疫小便多者如此，若夫风寒小便多，则属阳虚，不在此例。

【点评】本节主要论述小便多的辨治。

小便多，有两种情况，一种是小便次数增多，而小便量不多；另一种是小便次数未增多而小便量增多。前一种可能为湿热下注膀胱的淋证，后一种多为肾气不足，膀胱气化失司，肾气不固。

遗尿

时疫初起遗尿者，多属三阳合病。盖邪入于阳则阳实而阴虚，热盛于表，里为之不守，又神昏于上，不自知其下部之出入，故遗尿也。合之腹满身重，口不仁而面垢，谵语，仲景独主白虎汤。此证不可下，以邪全盛在表、在经，下之则表邪内陷，故额上少汗，手足逆冷。尤不可汗，以邪本属热，汗之则愈增其热，故心愦愦，反作谵语。惟以白虎汤清其浮越之热，若别兼燥结、硬痛者，可于本汤内加大黄下之。

【点评】本节主要论述遗尿的辨治。

戴氏所说的遗尿，实际上是由于疫病神志昏迷，机窍失运，出现不自知的情况下小便流出，与杂病中肾气不足，膀胱失约而出现的遗尿不同，治疗以清心开窍为主。

囊缩

时疫囊缩，乃热入于厥阴也。有结有热则下，有热无结则清，热退而囊自纵矣。阴证囊缩与时疫颇相类，以阴证囊缩必身冷、厥逆、脉沉，时疫囊缩亦身冷、厥逆、脉沉也。然一寒、一热，自有不同。阴证囊缩，阴茎萎缩，或全缩入腹有如妇人；时疫热厥囊缩，阴茎如常。再以兼证辨之，阴证囊缩小便清，少腹牵引作痛而不满，喜温按，多自利，神清不烦；时疫囊缩，小便赤，少腹满而硬痛拒按，大便秘，烦而神昏。

【点评】本节主要论述囊缩的辨治。

囊缩发生的机理与前面舌卷缩几乎一致，常与舌卷缩相伴发生，均是热入厥阴，肝肾阴竭的一种表现。

多言

时疫多言者，谵语之渐也，疫热蒸心之所致，治同谵语。

谵语

谵语者，热蒸心也。时疫一见谵语，即当清热。然有经热蒸心而谵语者，邪在三阳，表证多有之，脉浮大，头痛、发热、舌白者是，吴氏三消饮最当，六神通解散、九味羌活汤、防风通圣散、白虎汤、栀子豉汤皆可选用。有膈热蒸心而谵语者，脉洪、身热、汗出，不恶寒，反恶热，胸中无结者是，白虎汤、黄芩汤选用。有痰涎搏结其热，聚于中、上二焦而谵语者，脉弦滑，胸痛及心下痛拒按者是，小陷胸汤、大柴胡汤选用。有胃热蒸心而谵语者，脉滑实大，舌黄、及黑、及燥、及芒刺，腹满拒按者是，三承气汤选用，轻者只用平胃散加山楂、麦芽、萝蔔子①即效。有热入血分而蓄血，血热蒸心而谵语者，脉沉结，或涩，心下至少腹凡有痛处拒按而软者是，犀角地黄汤、桃仁承气汤、抵当汤选用。有热入小肠膀胱，蓄水之热上蒸心而谵语者，脉浮数，少腹满，小便不利者是，四苓散、猪苓汤、益元散选用。以上皆实证谵语也。

至若屡经汗、下、清理，二便已清利，胸腹无阻滞，六脉虚散、结、代、微弱而谵语者，阴阳两虚，神无所倚也。虚在上焦，必心悸、神倦，生脉散加枣仁、天王补心丹；虚在中焦，必面色萎黄，四肢倦怠，归脾汤；虚在下焦，必耳聋、目直视，六味地黄汤加远志、五味、龙骨、茯神。

【点评】以上二节主要论述多言与谵语的辨治。

疫病中出现谵语，可以发生在气、营、血分各个阶段，病位主要在心营。在气分证阶段，无形邪热扰动心神可以出现谵语，阳明腑实也可以出现谵语；营分证阶段，邪热入营，扰动心神，可以表现为谵语；热入心包，可以出现谵语；血分热盛，可以出现谵语。气分证阶段的谵语主要以清热、通腑为主；营分证出现谵语，清营泄热，热入心包，则清心开窍；血分证阶段，则凉血散血、清心解毒。

---

① 萝蔔子：即萝卜子，即中药莱菔子。

疫病后期，阴阳两虚而出现的谵语，主要表现为言语过多，即多言，与实证中的谵语不同。

狂

时疫发狂者，谵语之甚者也，亦疫热蒸心之所致，治同谵语。

【点评】本节主要论述狂的辨治。

疫病中出现发狂，有邪热扰心的，也有邪热深入血分，热瘀互结所致。

善忘

时疫善忘者，蓄血之所致也。蓄血在上焦，其脉芤，胸前及心下必痛，必拒按而软，犀角地黄汤主之。蓄血在中焦，其脉或芤、或弦、或涩，两胁及脐上必有痛处拒按而软，桃仁承气汤主之。蓄血在下焦，其脉多沉结，脐下必有痛处拒按而软，抵当汤主之。

善忘虽为蓄血主证，然必验之大小便。屎虽硬，大便反易，其色必黑，小便自利，方为蓄血之的证。否则，仍当参之多言、谵狂诸法治之。

【点评】本节主要论述善忘的辨治。

《黄帝内经》说："血在上善忘，血在下如狂。"善忘是蓄血的一种表现。实际上，瘀热胶结在任何部位，都可能出现善忘的症状，上焦比较多见而已，常同发狂一起发生。

昏沉

时疫昏沉，热入至深极险证也。盖热初蒸及心之经，则心神不安，多梦呓，醒时自清。蒸心之经渐深，则心神渐烦，多言，所言皆日用当行之事，无糊涂语。蒸及心包，则精神间有昏处，多言间有糊涂语，犹清白语居多。

迨蒸心包渐深，则心神昏处居多，言多妄见妄闻，甚至疑鬼疑神，非人所见闻者，犹省人语也。至热直入心脏，则昏沉全不省人事矣。此热入浅深之次第，见证轻重之辨也。所以多言谵语，热之浮浅者，栀、芩、知、膏可解；发狂，热之深结者，硝、黄可解；至昏沉，热之至深者，非犀角、黄连、羚羊角、牛黄，莫能解也。昏沉虽系热深，更有夹痰气，夹胃结，夹血结之分。胸满、舌白，系夹痰气，当加川贝、瓜蒌、半夏、莱菔子于犀、连诸药中；舌黄及燥黑，腹满硬痛者，当加犀、连于三承气汤中；痛而软者，蓄血，加桃仁、丹皮、赤芍于犀、连药中。治昏沉之大法备矣。

以上皆实证，更有虚证，亦所当知。屡经汗、下、清利之后，表里无热，胸腹无阻，二便自利，而神情由倦而渐昏，由昏而渐沉，乃大虚之危证。大剂生脉散加桂、附、术、苓、芍，急救其阴阳，亦不逮矣。

【点评】本节主要论述昏沉的辨治。

戴氏所说的昏沉，实际上是神昏。疫病中出现神志不清，有气分与营分之别。气分证，多为湿热痰浊蒙蔽心包，患者神志时清时昧，或者似清似昧；营分证，多为热入心营，神志昏聩，常夹痰夹瘀。前者治以豁痰开窍。后者治以清心开窍。戴氏提出用通便的方法开窍，和吴鞠通的两少阴合治的牛黄承气汤思路是相同的。而其所言的"神情由倦而渐昏"实际上是正气外脱的一种表现，急当扶正固脱。

循衣摸床撮空

时疫循衣、摸床、撮空者，热盛神昏而四肢实也。当察其舌。舌苔白，或无苔，有热无结也，犀角、黄连、石膏为主；舌有燥苔，或黄黑、燥裂、芒刺，有热有结也，大黄、芒硝为主。屡经汗、下后，胸胁仍有拒痛者，邪未尽也，仍宜清利。无拒痛者，阴虚而阳亢也，生地、麦冬、枣仁、茯神安神为主。

【点评】本节主要论述循衣摸床撮空的辨治。

循衣摸床、撮空理线，是中医学里神志异常的重要表现，病情比较危重，临床应根据其病因，有针对性地进行治疗。

多睡

时疫初起多睡，兼身重者，热邪阻滞其经脉也，有汗白虎汤，无汗或加麻黄。屡经汗、下后，表里热愈甚，二便俱利而身痛、多睡者，阴伤也，四物、六味、生脉三方合用，大剂养阴方效，失治即危。服此数剂，身痛已和，表里热退，而仍多睡者，于三方中加生枣仁即愈。若夫平素脾虚多睡，多痰嗜睡者，一受疫证，必更嗜睡，当于时疫药中，参之以理脾消痰之品。

【点评】本节主要论述多睡的辨治。

疫病中阳明热盛，伤津耗气，患者可以出现多睡；痰浊内阻，清阳不升，也可以出现多睡。两者治疗的方法有差异。需要重视的是，临床上出现多睡，也可能是患者出现昏迷的前期表现，不可以掉以轻心。

身冷

诸病身冷皆属阴证，在时疫多属热证，须从气、色、神、脉、舌苔中辨其端倪。果系时疫，则当分初、中、末以治之，不可紊也。时疫初起，往往有身冷、自利、腹痛、作呕，全似阴证者。若舌有厚白苔，身有秽气，心烦、多汗，面色油垢，小便黄、短、数，有一二证现，便是疫邪直入太阴，先里后表，非真阴寒证。兼呕利，藿香正气散、四苓散；无呕利，达原饮。服一二剂后，即发热矣。时疫传变发热之后，谵妄、昏沉、舌燥、腹满、便秘而身冷者，先表后里证，三承气、大柴胡选用；无结证者，白虎汤。时疫末路，屡经汗、下，表里无邪，胸、腹无滞，二便自和而身冷者，当以脉为主。脉虚细不振者，用药太过而成脱证也，急宜温补，少缓即死，生脉散加、术、苓、芍，平补阴阳，冷甚者加熟附子。

时疫身冷一证，最难下手。初起时，若寒热不辨，且勿妄投汤剂，当少待之，多则一二日，少则半日，多有自行传变，即发热、烦渴者，此时则易于用药。若已经发热传变之后，变为身冷，则自有口燥、舌干、不得卧诸症在，此时药不可缓，缓则热深厥深，虽下后厥回，往往亡阴而死。身冷与恶寒不同，而病机颇同，当与"恶寒"条参看。

【点评】本节主要论述身冷的辨治。

戴氏提出，疫病中出现身冷，需要"气、色、神、脉、舌苔中辨其端倪"，是十分正确的。疫病中出现身冷，有湿热秽浊之气郁闭膜原，阳气不伸，出现身冷；或者正气外脱，骤然身冷；

或者脾肾阳虚，机体失于温煦。治疗根据不同的证候，采用不同的治法。

呃逆

时疫呃逆与伤寒不同：伤寒呃逆，虚、实、寒、热俱有；时疫呃逆，惟热结下焦而已。凡见呃逆，即当下之，下之不止，按其脐腹有硬痛拒按处，仍当下之，有下至十数次方止者。总之逐尽结热，肠胃通达，其呃自止。慎不可用丁香柿蒂汤，治呃而遗结热，致成危证也。

【点评】本节主要论述呃逆的辨治。

呃逆是由于胃气失于和降而上逆出现的症状，病位可以在上中下三焦，一般来说，下焦病证出现呃逆，病情比较危重。总的治疗原则是和胃降逆。

吐蛔

伤寒吐蛔，多寒热错杂；时疫吐蛔，则有热无寒。治此证之当汗、当清、当下，一以传变之大势为主，惟加乌梅、黄连以安之，慎勿用乌梅丸中诸辛热药，致成危笃也。

【点评】本节论述吐蛔的辨治。

疫病和伤寒中都可以出现吐蛔，其实两者病机并无根本性差别，中医认为病机为寒热错杂，多用乌梅丸治疗。戴氏认为，乌梅丸中有辛热药，于病不利，有一定的借鉴意义。临床使用时，应注意苦寒的黄连、黄芩与其他辛热药的比例，可适当地加大清热药的剂量。

卷之四

汗法

时疫贵解其邪热，而邪热必有着落。方着落在肌表时，非汗则邪无出路，故汗法为治时疫之一大法也。但风寒汗不厌早，时疫汗不厌迟。风寒发汗，必兼辛温、辛热以宣阳；时疫发汗，必兼辛凉、辛寒以救阴。风寒发汗，治表不犯里；时疫发汗，治表必通里。其不同有如此，故方疫邪传变出表时，轻者亦可得表药而汗散，若重者，虽大剂麻黄、羌、葛，亦无汗也，以伏邪发而未尽之故。亦有不用表药而自汗淋漓，邪终不解者。盖此汗缘里热郁蒸而出，乃邪汗，非正汗也，必待伏邪尽发，表里全彻，然后或战汗，或狂汗而解，所谓汗不厌迟者，此也。辛凉发汗，则人参败毒散、荆防败毒散之类是；辛寒发汗，则大青龙，九味羌活、大羌活之类是；发表兼通里，则吴氏三消饮、六神通解散、防风通圣散之类是。

更有不求汗而自汗解者。如里热闭甚，用大承气以通其里，一不已而再，再不已而三，直待里邪逐尽，表里自和，多有战汗而解，此不求汗而自汗解者一；又如里热燥甚，病者思得凉水，久而不得，忽得痛饮，饮盏落枕而汗大出，汗出即解，此不求汗而自汗解者二；又如平素气虚，屡用汗药不得汗，后加人参于诸解表药中，复杯立汗，凡不求汗而自汗解者三；又如阴虚及夺血，枯竭之极，用表药全然无汗，用大滋阴、润燥、生津药数剂而汗出如水，此不求汗而自汗解者四。

总之，疫邪汗法，不专在乎升表，而在乎通其郁闭，和其阴阳。郁闭在表，辛凉、辛寒以通之；郁闭在里，苦寒攻利以通之。阳亢者，饮水以济其阴；阴竭者，滋润以回其燥。气滞者开导，血凝者消瘀。必察其表里无一毫阻滞，乃汗法之万全，此时疫汗法，理不同于风寒。

谨撮诸汗证，详列于下：发热，恶寒，无汗，头项痛，背痛，腰痛，肩臂痛，膝胫痛，周身肢节痛。

【点评】本节主要论述汗法的运用。

汗法，属于八法之一，是解散表邪，治疗表证的一种治法。伤寒用辛温发汗，如麻黄汤，而桂枝汤证本身已有汗出，治疗的目的不在于发汗，而在于调和营卫。疫病初起，热证比较多，多用辛凉解表的方法，并不是一定要出汗才能泄邪。实际上，辛凉解表的药物发汗作用是比较弱的。通常在辛凉解表的方药当中，略加辛温之品，有助于透泄表邪，又可防止过用辛凉药物凉遏的弊病。对于有里证者，主以表里双解，如防风通圣散之类。阴虚而正气不能祛邪外出，则需要扶正祛邪。

疫病的解表，不单纯是祛散表邪，某些情况下，邪气犯于里，也可以出现表气郁闭的状态，表证的病位未必在表，但根据中医辨证施治的原则，根据证候特点，也可以采用解表的方法。戴氏认为，疫病的发汗法，不是专门解表发汗，而在于调整阴阳，解除表气郁闭的状态，阐明了疫病汗法的实质。

下法

时疫下法与伤寒不同：伤寒下不厌迟，时疫下不厌早；伤寒在下其燥结，时疫在下其郁热；伤寒里证当下，必待表证全罢；时疫不论表邪罢与不罢，但兼里证即下；伤寒上焦有邪不可下，必待结在中、下二焦，方可下，时疫上焦有邪亦可下，若必待结至中、下二焦始下，则有下之不通而死者；伤寒一下即已，仲景承气诸方多不过三剂；时疫用下药至少三剂，多则有一二十剂者。

时疫下法有六：结邪在胸上，贝母下之，贝母本非下药，用至两许即解；结邪在胸及心下，小陷胸下之；结邪在胸胁连心下，大柴胡汤下之；结邪在脐上，小承气汤下之；结邪在当脐及脐下，调胃承气汤下之；痞满燥实，三焦俱结，大承气汤下之。此外又有本质素虚，或老人，久病，或屡汗、屡下后，下证虽具而不任峻攻者，则麻仁丸、蜜煎导法、猪胆导法为妙。

下法之轻、重、缓、急，总以见证为主，详列于后。

急下证：舌干，舌卷，舌短，舌生芒刺，舌黑，齿燥，鼻如烟煤，胸腹满痛，狂，昏沉，发热汗多，身冷，呃逆。

当下证：舌黄，谵语，善忘，多言，协热利，头胀痛，烦躁。

缓下证：舌淡黄苔，微渴，大便闭，小便黄赤，潮热，齿燥。

以上诸证，缓下者不下，则必渐重而为当下证。当下者缓下，则必加重而为急下证。急下者失下，则虽下之多不通，而致结热自下逆上，胀满直至心下，又逆上通过膈膜，有至胸满如石，咽喉锯响，目直视反白，或睛盲、瞳散，耳聋，九窍不通，虽有神丹，莫之能救矣。外更有蓄血、蓄水诸下法，前已散见诸条，兹再详列，以便翻阅。

蓄水证：小便不利，大便微利。

蓄血证：小便自利，大便黑。他若蓄水，蓄血在胸胁，不当下者，此不赘。

【点评】本节论述了下法的运用。

1."伤寒下不厌迟，时疫下不厌早" 对于伤寒与疫病的下法的运用，历来有"伤寒下不厌迟，时疫下不厌早"之说。伤寒中下法的运用，着眼于"此胃中必有燥屎五六枚"，一般出现阳明腑实证，为使用下法的指征，所以说"伤寒下不厌迟"。疫病中使用下法，其作用主要是祛除邪热，而非仅仅排出结粪。同时，疫病以救阴为最为紧要的治疗目标，所谓"存得一分津液，便有一分生机"，使用下法，还可以达到急下存阴、救阴的目的。

2. 疫病可多次攻下 戴氏指出"伤寒一下即已，仲景承气诸方多不过三剂；时疫用下药至少三剂，多则有一二十剂者"，对此应该灵活理解。伤寒中可以多次使用下法，其停药的指征是大便溏，提示燥屎得去，过用则可伤阳、伤阴。而疫病中，阳明腑实证使用下法，如果出现大便溏，也不应该继续使用下法。但湿热积滞搏结于肠道，大便溏而不爽，可以轻法频下，多次使用攻下，直待大便硬为度。

3. 戴氏提出六种不同的下法，其中"结邪在胸上，贝母下之"，实际上是痰热阻于上焦，如果导致腑气不通，可以使用下法，但如果仅仅为痰热阻于上焦，而无腑气不通，或大便溏泻，就不能使用下法。"结邪在胸及心下，小陷胸下之"，为痰热结胸证，治疗用小陷胸汤，是辛开苦降的治法。而"结邪在胸胁连心下，大柴胡汤下之；结邪在脐上，小承气汤下之；结邪在当脐及脐下，调胃承气汤下之；痞满燥实，三焦俱结，大承气汤下之"，不能认为三承气汤的作用病位有差异，可以理解为腑实的程度有差异，三承气汤攻下作用强弱不同。

4. 戴氏把下法分为"急下、当下、缓下"三种情形，对证候的轻重缓急进行了区别，是强调了治疗越早，邪势越轻，人体正气受到的伤害就越轻，病邪就越容易祛除。同时提示，时疫下不厌早，并不是越早越好，必须掌握邪正双方的虚实，不要盲目使用。而蓄水证"小便不利，大便微利"一般不用下法，以温阳化气利水或清热养阴利水之法治之。

清法

时疫为热证，未有不当清者也。其在表宜汗，使热从汗泄，汗法亦清法也；在里宜下，使热从下泄，下法亦清法也。若在表已得汗而热不退，在里已下而热不解，或本来有热无结，则惟以寒凉直折以清其热而已，故清法可济汗、下之不逮，三者之用，可合而亦可分。时疫当清者十之六七，则清法不可不细讲也。

凡清热之要，在视热邪之浅、深。热之浅者在营卫，以石膏、黄芩为主，柴胡、葛根为辅；热之深者在胸膈，花粉、知母、蒌仁、栀子、豆豉为主。热在肠胃者，当用下法，不用清法，或下而兼清亦可。热入心包者，黄连、犀角、羚羊角为主。热直入心脏，则难救矣，用牛黄犹可十中救一，须用至钱许，少则无济，非若小儿惊风诸方，每用分许即可有效。

当清诸证，详列于下：

热在营卫证：身热汗自出，不恶寒反恶热，身重，头面项红肿，周身红肿，斑疹，鼻孔干，唇燥，烦躁，遗尿，舌苔白。

热在胸膈证：身热反减，渴，呕，咳，咽干，谵语，多言，胸前红肿，舌苔厚白。

热在肠胃证：便血，便脓血。余悉见"下证"条中。

热在心包及心证：狂，昏沉，多睡，舌黑。

【点评】本节主要论述清法的运用。

1. 清法的含义　在疫病治疗中，清法有广义和狭义之分，广义的清法，是清除邪热，治疗里热证的一种治法。里热证，有邪热在气分、营分、血分和上中下三焦脏腑的不同，所以清里热范围比较广泛，包括清气分热、清营凉血、气血两清、清热解毒、通腑泄热、清心开窍等。而狭义的清热，就是清解气热法，是清除气分无形邪热的方法，包括轻清宣气、辛寒清气、苦寒泻火等治法。戴氏这里所说的"清法"是广义的清法。

戴氏把辛凉解表法也称之为"清法"是对"清法"范围的扩大。邪热在表，应当使用解表法，虽然可以加用清热的药物，但不能称之为"清法"，仍为解表法的范畴。

2. 关于"热在肠胃者，当用下法"　热在肠胃，如果胃热炽盛，未形成阳明腑实，可以用清法，不可以用下法。

3. 关于"热在营卫证"的概念　不是热在营分或卫分，也不是卫营同病，按照戴氏描述的症状，实际上是里热证，兼有肌肤发疹。

和法

寒热并用之谓和，补泻合剂之谓和，表里双解之谓和，平其亢厉之谓和。所谓寒热并用者，因时疫之热夹有他邪之寒，故用此法以和之也。凡方中有黄连与生姜同用，黄芩与半夏同用，石膏与苍术同用，知母与草果同用者皆是。所谓补泻合用者，因时疫之邪气实，人之正气虚，故用此法以和之。凡方中有参、芪、归、芍与硝、黄、枳、朴同用者是。所谓表里双解者，因疫邪既有表证，复有里证，故用此法以和之。凡方中有麻、葛、羌、防、柴、前与硝、黄、栀、芩、苓、泽、枳、朴合用者是。所谓平其亢厉者，因时疫之大势已去，而余邪未解，故用此法以和之，或用下法而小其剂料，缓其时日；或用清法而变其汤剂，易为丸散者皆是。凡此和法，虽名为和，实寓有汗、下、清、补之意，疫邪尤有宜和者。

凡热不清，用清凉药不效，即当察其热之所附丽[①]。盖无所附丽之热，为虚而无形之气。如盛夏炎蒸，遇风雨即解，故人身之热，气清即退。有所附丽之热，为实而有物。如洪炉柴炭，虽沃以水，尤有沸腾之忧，必撤去柴炭而热始退。凡热之所附丽，非痰即滞，非滞即血，径清其热，不去其物，未能有效。必视其附丽何物，于清热诸方加入何药，效始能捷。此和法之精微神变者也。

宜和之证，详列于下：寒热往来，盗汗，口苦，咽干，头眩，舌强，渴，胸胁满，耳聋，小便黄，呕吐下利而心下痛，口干舌强而恶寒，大小便闭而寒热，痞满而悸，二便自利而舌苔，形体瘦损而舌苔。凡此表、里、虚、实、寒、热相兼者不可枚举，引此数端，可以类推，其有似和而实非和证者，详后"辨似"条。

【点评】本节主要论述和法的运用。

1. 狭义的和法与广义的和法　在疫病中，狭义的和法是指和解表里，主要包括和解少阳、分消上下、开达膜原等以治疗湿热、痰浊阻于半表半里的证候。广义的和法，就是戴氏所说的"寒热并用""补泻合剂""表里双解""平其亢厉"等治法，以及"小其剂料""变其汤剂，易为丸散"等投药方法。有"汗、下、

---

① 附丽：附着、依附。

清、补"等作用的治法。

2. 关于使用和法与"附丽" "附丽"是指一些兼夹证。和法治疗的病证范围比较广，可以出现气滞、瘀血、痰浊等夹杂，治疗的时候，在清热的同时，必须祛除这些病理因素。

补法

时疫本不当补，而又屡经汗、下、清解不退者，必待补而愈。此为病药所伤，当消息其所伤在阴、在阳，以施补阴、补阳之法。疫邪狂热证，伤阴者多，然亦有用药太过而伤阳者，则补阴、补阳又当酌其轻重，不可偏废。凡屡经汗、下、清、和而烦热加甚者，当补阴以济阳。所谓寒之不寒，责其无水者是。六味、四物、生脉、养荣诸方酌用。屡经汗、下、清、和，热退而昏倦，痞利不止者，当补阳，所谓养正以祛邪者是，四君、异功、六君、理中、建中、附子等方酌用。诸证详后。

当补阴证：舌干无苔，舌黑无苔，耳聋、目直视，目不明，服清凉药渴不止，服清凉药烦热加甚，服攻下药舌苔愈长，服攻下药舌苔芒刺燥裂愈甚，服清凉药身热愈甚，身体枯瘦，服用利水药小便愈不通，腰膝痿软，周身骨节痛不可移动，多睡。

当补阳证：多冷汗、汗出身冷，经日不回，小便清而多，大便利清谷，呕吐当用清热药开导愈甚，自利用清下药愈甚，痞满。

外此，更有四损、四不足、三复当补，详见后。

[点评] 本节主要论述补法的运用。

疫病中用补法，针对的是虚证。而导致虚证的原因，除了戴氏提到的因为误治而导致正气亏虚外，更多的是由于邪气导致正气虚衰。疫证也应该有补法。正气的亏虚主要表现为阴、阳、气血、津液、真阴的亏虚，当不拘于阴阳，但可以用阴阳来概括：血虚、津液、真阴亏虚，属于阴虚，阳、气的亏虚属于阳虚。

文中所说的"当补阴证"多指真阴亏虚的补益，而"当补阳证"主要指脾肾之阳的补益。

温疫属于温热性疾病，邪热最易损伤阴液，故戴氏强调"疫邪为热证，伤阴者多"。而阴液的耗伤程度直接影响到温疫病的转归与预后，如吴鞠通所说："留得一分津液，便有一分生理。"故当阴伤症状出现时，须及时使用补阴药以补充其阴液不足。戴氏指出：凡出现舌干无苔，舌黑无苔，耳聋，双目直视，双目失明，服清凉药而口渴不止，服清凉药而烦热加甚，服攻下药而舌苔更长，服攻下药而舌苔芒刺燥裂愈甚，服清凉药而身热更甚，身体枯瘦，用利水药小便愈不通，腰膝痿软，周身骨节痛不可移动，多睡等症状者，均属"寒之不寒，责其无水"的当补阴证，乃阴液不足，不能制约亢阳所致，当用六味地黄汤、四物汤、生脉散和养荣汤等滋阴养血之品，以补充阴液之不足，有助邪热之消退，即王冰所说"壮水之主以制阳光"。后世对温病补阴法的运用较戴氏更为系统与完善，首先在补阴法的使用范围方面，戴氏仅局限于单纯虚证，后世则不仅用于温病后期的邪少虚多证，也用于虚实夹杂者，以补阴药与祛邪药物共同使用；其次，在补阴药物的选择方面，戴氏所用皆属滋阴补血之品，过于滋腻，后世则将温病阴虚证分为肺胃阴伤与肝肾阴虚两类，分别使用甘寒生津的沙参麦冬汤、益胃汤以及咸寒滋补的加减复脉汤等。

温疫病易伤阴，但也有伤阳的证候。如过用寒凉或过用汗下可致阳气损伤，如戴氏所言"用药太过反伤阳气"；在湿热性疫病中，亦常因湿为阴邪，湿困日久而致阳气受损；此外，亦可因阴伤及阳而致阴阳两虚等。温疫病过程中凡出现冷汗较多，汗出身冷经日不回，小便清长，大便下利清谷，呕吐用清热开导药愈甚，自利用清下药愈甚，痞满者，皆属阳虚内寒之当补阳证。补阳法即针对此类病证，用温热药物补其阳气不足，当阳气外脱时，更须依赖补阳方药回阳救逆固脱。如四君子汤、异功散、生脉散、六君子汤、理中汤、附子汤、小建中汤等益气温阳方剂均可根据病情斟酌选用。其中生脉散一方有益气敛阴之功，故补阴、补阳方中均将其列入。从临床而言，温疫病投用补阳方药当十分慎重，且见效即应停用，不能盲目连续使用，因补阳方药药性温热，用之不当有助热伤阴之弊。

四损

凡大痨、大欲、大病、久病后，气血两虚，阴阳并竭，即为四损，复受伏邪，正虚则邪入愈深，邪深则传化难出。汗下伤正而正脱，补助郁邪而邪锢，多不可治，当此两难之际，于是乎有补泻合用之法，有先补后泻之法，先泻后补之法。如人参白虎汤、黄龙汤、竹叶石膏汤，皆补泻合用之法也，先用补剂，后施汗下，先补后泻之法也。先用汗下，后施补剂，先泻后补之法也。当询病之来路，斟酌施治。尤当审现下之证，若纯见热证，亦不可以疑似之间误人。大凡周身俱见大实大热之证，而一二处微见虚象，则吃紧照顾其虚；周身俱见虚象，而一二处独见实证，则吃紧斡旋其实。此治病之权衡也。若夫汗之而表症愈增，如头痛、身痛更甚之类，清下而里证愈增，如烦渴、痞满、更甚之类，则大虚有盛候也，急宜补之无疑。既辨其证尤当细辨其脉。凡遇脉之浮候盛大者，须谨察其沉候有无力处；六部脉皆盛者，须谨察其一部有独无力处。果得其一部一候之真无力，便可略其诸部诸候之假有余。从而施治，自有如神之妙。夫既询其来路之大概，其察得其轻重之确凭，再加之脉理精详，则烛照无遗矣！至其损症之状甚多，当参后"四不足"条看。

【点评】本节主要论述四损而兼有感邪的论治。

所谓四损，主要是久病、大病之后出现阴、阳、气、血的不足。由于患者存在气血阴阳的亏虚，复感邪气，则多为虚实夹杂之证，使得治疗比较棘手。如果补益气血阴阳则可能留邪，疾病缠绵难愈；单纯祛邪，则导致气血阴阳的更加亏虚，正不胜邪而正气外脱。因此治疗上当权衡正衰与邪盛的主次，做到祛邪不伤正，补正不恋邪。戴氏指出，在治疗时可以通过患者的症候和脉象加以辨别，有一定的借鉴意义。

四不足

若四不足与四损，亦各不相同。四损由人事，四不足由天禀；四损在临时，四不足在平素。然四不足亦有由四损而来者，不得谓四损外便无不足也。四不足者，气、血、阴、阳也。气不足者，少气不足以息，语言难出也。感邪虽重，反不成胀满痞塞。凡遇此证，纵宜宣伐，必以养气为主。血不足者，面色萎黄，唇口刮白也。

感邪虽重，面目反无阳色。纵宜攻利，必以养血为主。阳不足者，或四肢厥逆，或肌体恶寒，恒多泄泻，至夜益甚，或口鼻冷气。受邪虽重，反无发热、苔刺、烦渴等症。纵宜攻利清热，必先之以温补，待其虚回，实证全见，然后以治热之法治之。阴不足者，自然五液枯干，肌肤甲惜。感邪虽重，应汗不汗，应厥不厥。纵宜攻利，必先之以养阴，待其气化津回，邪多不治自退；设有未退，酌用清利攻之。若早攻之，其病益甚。以上四不足，合前条四损，每见温热证屡复后。兼此虚损症候者，总不可正治其邪，必以养正为要，先服养正药，待其实证悉见，方可攻邪。若服攻邪，虚证复见，仍当调补其虚。养正以达邪，祛邪以安正，互相增减，迭为进退，必使邪尽去，而正不伤，方为善治。

【点评】本节主要论述四不足而兼有感邪的论治。

四不足，是先天禀赋所致的气血阴阳的不足。戴氏认为，四不足的原因为先天禀赋不足，而四损的原因为久病、大病消耗气血所致，虽然都表现为气血阴阳的不足，但在感邪之后，治疗的原则也不尽相同。四损复感邪气的治疗，当权衡邪气与正虚的主次，祛邪与扶正并举，或是先祛邪后扶正，或是先扶正后祛邪。而四不足的治疗，当以补益正气为主，正盛则邪退，所以当先扶正而后祛邪。实际上，在临床中，不管是四损还是四不足，在治疗时都应当权衡邪正的主次。

三复

三复者，劳复、食复、自复也。劳复者，大病后因劳碌而复也。不必大费气力，即梳洗、沐浴亦能致复。复则复热，诸证复起，惟脉不沉实为辨。轻者静养自愈，重者必大补，以调其营卫，和其脏腑，待其表里融和方愈。误用攻下清凉，必致不救；安神养血汤主之。若因饮食过多而复者，舌苔必复黄，轻则损谷自愈，重则消导始愈。若无故自复者，乃伏邪未尽也，当问从前所见何证，服何药而解，今仍用前药，以涤其其余邪则愈。时疫复证有复至再三者，屡复之后，必兼四损，宜参前条加减进退之法治之。

【点评】本节论温疫复症治疗。

所谓温疫的复证，是为温疫的复发、病状的再现。但从戴氏的下文论述来看，其所谓复证，不仅是病情的复发，而还包括原有疾病痊愈后，由于多种原因，又感受它邪而病。戴氏认为，导致温热病发生反复的原因，主要是由于患者病后不注意调养，或者是看护失当所致，分为劳复、食复、自复四种，其后果为四损和四不足。四损即后文所谓"气血两虚，阴阳并竭"；四不足即"气、血、阴、阳"不足。

实际上，导致温疫复发的原因，除戴氏所言的几种情况外，还与邪气的性质有关，一般湿热类的邪气，性质比较黏滞，很容易复发，所以叶天士说："炉烟虽熄，灰中有火。"

导致劳复的原因，戴氏认为，是温疫瘥后，元气未复，余邪未清，劳力所致，治疗的时候，要明辨虚实，虚证以调和营卫脏腑为主；实证则以解表清里为主。食复的原因，多由于热病之后，脾胃尚虚弱之时，饮食不节，又损伤胃气，导致饮食停滞。治疗以消导清热为主。自复，就是在没有明显诱因的情况下，病证又出现的现象，多是体内余邪留滞所致，所以治疗仍用之前的药物。

辨似

凡病皆以虚、实、寒、热四字为大纲，时疫何独不然，但虚、实、寒、热之真者易辨，似者难辨。前所列时疫表、里诸证，皆实邪、热邪，而实热中亦有虚寒。四损、四不足皆虚邪、寒邪，而虚寒中亦有实热，余于逐条下已细辨之矣。然有实证似虚，虚证似实，热证似寒，寒证似热，尤不可不细辨，故复通论而详述之。

所谓实证似虚者，即以表证论之：头痛、发热，邪在表也，其脉当浮，证当无汗而反自汗，脉无力，用发表药而身反疼痛，则似虚矣。故人惑于多自汗，而误用桂枝汤者有之；惑于脉无力，而引仲景太阳篇：发热恶寒，脉微弱，为无阳，而误用建中汤者有之；惑于身疼痛，而引仲景若不瘥，身体疼痛，当温其里，误用四逆汤者有之。不知此等证在时疫中，皆在表，实证之似虚者也。其自汗者，疫热自里蒸出于表，非表虚也。其脉无力者，热主散漫，散漫则脉软，非比寒主收敛而脉紧也。身体反疼者，伏邪自里而渐出于表，非比阳虚不任发表也。此表证之实证似虚者也。又以半表半里论之：寒热往来，胸胁满，邪在半表半里也，其脉当弦，其口当渴，而有脉反沉，口不渴者，则似寒矣。故人惑于脉沉，而以胸胁满为太阴，口不渴为内寒，而误用理中者有之，不知此证在时疫中，皆半表半里，热证之似寒者也。其脉沉者，邪伏在募原而未出表，故脉不浮，非阳虚也。其不渴者，邪未传变，未入胃腑，故不能消水，非内寒也。此半表半里之似寒者也。又以里证论之。口燥，咽干不得卧，邪在里也，其脉当滑，其身当热，其便当结，按，滑当作洪。经云，滑者阴气有余也。主痰饮、宿食、吐逆诸证。洪为气血燔灼之候，主烦、主咽干，表里俱热，二便涩，伤寒阳明经病。而脉反沉微涩弱，身反四逆厥冷，大便自利，则全似虚冷矣。人惑于脉之沉微弱涩，而用参、芪者有之；惑于厥逆，而用桂、附者有之；惑于自利，而用参、术、干姜者有之。不知此等证，在时疫皆里热之似寒也，里实之似虚也。其脉沉微弱涩者，乃邪热结于肠胃，气不达于营卫也。其身反厥冷者，邪热结于里，结于下，气不达于外，通于上也。其自利者，乃热结旁流也。此里证之实证似虚，热证似寒者也。总之时疫为热因，与风寒之寒因大异，故脉证虽有似虚、似寒之时，而一辨其为时疫，则属邪自外至，邪气盛则实，大都反见虚寒假象，明眼人不当为所惑也。

所谓虚证似实者，即以表证论之。头痛，发热，身疼痛，自汗，脉浮大，邪在表也，而屡用表散清凉药，不惟不减，其证转甚者，非药力之不到，乃正气不能传药力达表，阴液不能随阳气作汗也，此邪在表时，虚证之似实者也。气虚者，加参、芪于表药即汗；阴虚者，加润剂于表药即汗。若不知其气血之两亏，而宣表不已，势必暴厥而成脱证矣。更以半表半里论之：胸胁痛，耳聋，呕吐，如疟状，脉弦，邪在半表半里也，而屡用和解消导药，不惟不减，其证更加者，非药力之不到，乃中焦胆胃伤而气不运，肝木伤而火燥逆也。此疫邪在半表半里时，虚证之似实者也。必合四君、六君于和解药中，合四物于清解药中始能战汗而解。若更消导清解不已，必至胃气绝而死。更以里证论之，舌苔黄黑、裂燥、芒刺，胸、腹、胁、脐硬痛，大小便闭，六脉数大，邪在里也。而屡用攻利药，或总不得利，或利后更甚，非药力之不峻，乃正气不能传送肠胃，血液不能滋润肠胃也。气虚者，助气以资传送；血枯者，养阴以藉濡滑，气行津化，方得通利，此疫邪传里时，虚证之似实者也。若不知其亏竭而恣意攻利，必昏沉萎顿而死。总之，药不中病，则伤正气。伤其下，则正气浮越而上逆；伤其中，则正气解散而外张。脉证虽有似实、似热之时，而一询其来路，若治之太过，则属气从内夺，正气夺则虚，明眼人不当为所惑也。

夫一证而虚实互异，用药稍讹而生死攸分，将以何者为辨证之把柄乎？曰：以开卷所列气、色、神、脉、舌苔，辨其是疫与非疫，以曾经误治与未经误治，辨其时疫之为实、为虚，则得其大纲。更细玩前所列各证，条分缕析之详，则得其细目，则似是而非之证，断不能惑矣。余于前各条下，每证已细辨其虚实，而此复重言以通论之者，正以前散见于诸条，恐读者忽略，故复总论以提撕其为吃紧处也。至若寒证似热，则伤寒诸证有之，时疫绝无，故不论及云。

【点评】本节主要论述辨似。

辨似，就戴氏列举的"实证似虚，虚证似实，热证似寒，寒证似热"，主要是临床上比较复杂、虚实真假、真寒假热、真热假寒等证候的辨别。对于这些证候的辨别，戴氏主要从以下几个角度进行辨别：一是脉象，虽然证候表现上有假象，但一般脉象可以揭示疾病的本质；二是舌象，戴氏主要强调辨舌苔在辨证方面的重要作用；三是伴随症状，虽然患者临床表现与疾病不相符，但有些微小或特征性表现，往往可以反映疾病的真实情况；四是根据治疗之后机体的反映，如果治疗之后，原有症状未改善或者加重，常提示原有的辨证和治疗方法不正确，需要加以修正；五是强调四诊合参，即从"气、色、神、脉、舌苔"几个方面整体把握疾病的本质。

遗证 属病后不表里证

发肿

时疫大势已平，寒热已解，而面目肢体浮肿，有食滞中宫、水停心下、气复未归三种，当分别以施治。

食滞中宫者，乃病后脾胃大虚，不能消谷。病者胃中枯燥，偏欲多食，食停心下脐上，则水不得上输于肺，肺亦不能通调水道，下输膀胱，故溢于肢体而为浮肿。其证以心下、脐上有硬处，按之则痛为异，小便或利或不利，当用平胃散加枳实、山楂、麦芽、莱菔子、青皮、神曲为主，硬处消则肿自愈，或加苓、泽兼利水亦可。

水停心下者，乃脾虚不能消水也，与食滞异者，心腹无硬痛，小便不利也。用苓、泽、车前、木通之类，利其小便而愈。

气复未归者，吴又可所谓病后气复血未复，气无所归，故作肿也，不可治肿，调其饮食，节其劳役，静养自愈。其异于停水、食滞者，水停身重，小便不利；气肿身轻，小便自利；食滞腹中有结；气肿腹中自和也。

【点评】本节主要论述发肿的辨治。

戴氏所谓"遗证"，是疫病后期，所遗留的机体损害。如长时间没有恢复，就变成后遗症。疫病后期的水肿的原因，戴氏总结为"食滞中宫、水停心下、气复未归"三种情况，分别进行治疗。从病机上来说主要是脾气虚弱，不能运化水湿，水停而为饮，治疗以健脾为主；水停心下，应理解为水停中脘，也是脾虚不能运化所致，治疗除健脾益气行气外，加淡渗通利；气复未归，除有气虚之外，主要是气机阻滞，不能行水，治疗主要以饮食护养，注意休息。从戴氏的论述来看，疫病后期出现水肿，主要与脾有关。实际上，疫病后期出现的水肿，除了有气虚、气机不畅外，还跟肾阳不足，不能温化水湿有关，还需要温阳益肾。

发颐

时疫愈后有发颐者，乃余热留于营血也，速以解毒、清热、活血、疏散为主，误则成脓不出，而牙关不开，咽喉不利，多不能食而死，毒内陷而复舌燥、神昏亦死，出脓后气虚血脱亦死，故宜早治也。古方以普济消毒饮为主：发在耳后，以柴胡、川芎为君；在项下，以葛根为君；在项后或巅顶，加羌、防。此证不可轻补于未溃之先，补早必成脓，尤不可纯用寒凉于将发之际，恐闭遏而毒不得发，故必兼疏散为要。外治，以葱水时时浴之。

【点评】本节主要论述发颐的治疗

发颐，是指疫病后余毒结于颐颌间引起的急性化脓性疾病。其临床特点是常发生于热病后期，多单侧发病，颐颌部肿胀疼痛，张口受限，全身症状明显，重者可发生内陷。本证经属阳明少阳，阳明者胃火上壅，少阳者肾阴虚而相火上攻，多交互而作，内外合邪，故颐肿为表，脏腑虚实为本。早期治疗，多以清热解毒为主，但不应过用寒凉，防止冰伏留邪。

发疮

时疫愈后，发疮者极多，余热淫于肌肉也，多服清凉养气血药自愈。

【点评】本节论述发疮的治疗。

疫病后期出现发生疮疡，多是余热腐蚀肌肉所致，治疗当清热凉血为主，但也要辨疮疡的阳证与阴证，阳证当然以清热凉血解毒为主，阴证疮疡，多由于正气不足，治疗当注意托毒外出。

发痿

时疫愈后，四肢不能动移者，热伤筋脉也，吴氏诸养荣汤酌用，轻者粥食调理自愈。

【点评】本节主要论述发痿的治疗。

疫病后期，出现肢体痿废不用，除戴氏所说的热伤筋脉之外，还有痰瘀滞络，湿热不攘，余湿留滞于经络等，治疗上除补气养血活血之外，还要清除余湿，化痰通络。

索泽

时疫愈后，身体枯瘦，皮肤甲错者。热伤其阴也，养阴为主，吴氏诸养荣汤酌用，亦有粥食调理自回者。

【点评】本节主要论述索泽的治疗。

《素问·阴阳别论》说："三阳为病发寒热，下为痈肿，及为痿厥腨㾓，其传为索泽，其传为癫疝。"索泽，就是一种肌肤甲错的疾病，疫病过程中，邪热消耗阴血后可出现该症，治疗以益气养血为主。

发蒸

时疫愈后，有发骨蒸如劳瘵者，乃余热留于阴分也，不可以其羸瘦而遽用虚损门治法。必察其六腑，有结邪，则仍攻其邪为主，次察其经络；有壅瘀，则仍通其壅瘀为主，次察其气道；有痰涎，则仍利其痰涎为主。数者俱无，然后以清热为主，或无邪而阴伤，方可纯用养阴之药，或分其余邪之轻重，亏损之多少，而兼用养阴清热药，进退加减以和之更妙。

【点评】本节主要论述发蒸的治疗。

戴氏这里说的"发蒸"，实际上就是疫病后期出现的余热留于阴分，骨蒸潮热，或夜热早凉的病症，治疗主要以清虚热为主。戴氏提出，要辨别"结邪""壅瘀""痰涎"的有无，是针对夹杂证而言的，虽然治疗上以养阴为主，也可以结合化痰、活血化瘀等治法。其中的"壅瘀"，多是指瘀血，《医林改错》指出，瘀血内阻，也可以出现夜间发热较甚，不应当忽视。

妇人

妇人时疫悉与男子同，惟当经期则治法略异，以其关乎血室也。凡遇感疫值经期者，治法必兼少阳，以少阳与厥阴为表里，厥阴为血室，血室一动，邪必乘虚而犯之，须分适来因受病而止、适来受病而自行、适断而受病三种，则虚实自见。

凡经水适来而受疫气遽止者，必有瘀血，要再察其胁、腰、少腹，有牵引作痛拒按者，必以清热、消瘀为主，小柴胡加赤芍、延胡、桃仁、归尾、丹皮。

凡经水适来而受疫气，疫病虽发而经水照常自行者，不必治其经血，但治其疫邪而病自愈。盖病本未犯血室，故经血自行如常也。仲景所谓：勿犯胃气及上二焦，必自愈者。正指此，非谓总不用药也。

凡经水适断而受邪者，经行已尽则血海空虚，邪必乘虚而陷入血海，若见腰、胁及少腹满痛者，大柴胡汤加桃仁、赤芍，逐其血室之邪始愈。

凡妇人受疫，但见昼日明了，至夜谵语，即当询其经期，以防热入血室之渐。

【点评】本节主要论述妇人疫病的治疗

成年女性患者，因为有其特殊的生理特点，如经、带、胎、产，因此治疗上应该和成年男性不同，尤其是月经来潮时，感受疫邪，会出现一些特殊的病理改变。如女性在经期感邪之后，出现月经骤然停止，多是瘀热互结，主要以清热化瘀为主。如果月经正常，则说明气血流通，就不必化瘀散血，只需要祛除疫邪。

女性月经干净之后，血窦空虚，这时候感受疫邪，如果出现腹痛，多是热瘀胶结，也应该清热凉血，养血散瘀。

妊娠

妊娠感时疫，须治之于早，则热不深入而伤胎。当汗、当清之证，当速治不待言，当下之证尤不可迟。若因妊娠忌下伤胎之说，因循略迟，则胎受热蒸而反易坠。一见里证，速下其热，其胎反安然无事。盖有病则病受之，《内经》所谓有故无殒者，于此见之，此历验不诬者。妊娠受疫，当下失下，至于舌黑腰痛，少腹下坠至急，则其胎多死腹中，自欲坠矣。此时下亦坠，不下亦坠，然下之胎坠，母犹可救十中二三，不下则母无生理，胎亦不能独存。同一坠胎，而此善于彼，当明言于病家，而后施治下药，虽三承气皆可用，惟芒硝当慎，以其专主伤胎，非大实、大热、大燥，不可试也。

【点评】本节主要论述妊娠感受疫邪的治疗。

妊娠感受疫邪，病机相对复杂，治疗需权衡利弊。总的治疗原则是"有故无殒，亦无殒也"，但治疗时应注意保护胎元与妊母，用药时，不可过用作用猛烈之品。

小儿

小儿受时疫悉与大人同，而时见惊搐类于惊风，误治多死，用大人治疫清解诸法，减小剂料以治之则愈。小儿不能言，遇当下证，既不知其谵妄，复难验其舌苔，则当验其唇，唇赤而燥即是下证，此幼科之要诀也。

【点评】本节主要论述小儿疫病惊风的治疗原则。

小儿为纯阳之体，稚阴稚阳，脏腑娇嫩，易实易虚，病情变化迅速。儿科又称为哑科，因为小儿不能清楚地描述其苦痛，所以治疗起来比较棘手，疫病中小儿患病，也是如此。因此，要重视观察，四诊合参。戴氏提出在小儿热惊风之时，通过观察小儿唇色的变化，来判断是否当用下法，属经验之谈。除此之外，还要观察小儿动风前兆，如高热不退，神志萎靡，手足或面部轻轻颤动或蠕动，都是动风先兆。

卷之末

诸方

大青龙汤

麻黄　桂枝　杏仁　石膏　甘草炙

加姜、枣煎。

六神通解散捶法，有川芎、羌活、细辛。

麻黄一钱　甘草一钱　黄芩二钱　苍术二钱　石膏一钱五分　滑石一钱五分　豆豉十粒

加葱、姜煎。

九味羌活汤

羌活一钱五分　防风一钱五分　细辛五分　苍术二钱　白芷一钱　川芎一钱　黄芩一钱　生地一钱　甘草一钱

加生姜、葱白煎。

葳蕤汤一方有干葛，无菊花。

葳蕤二钱五分　麻黄五分　白微五分　青木香五分　羌活五分　杏仁五分　川芎五分　甘草五分　石膏一钱五分　菊花一钱五分

白水煎。

大羌活汤

羌活　防风　细辛　苍术　白术　川芎　黄芩　生地　甘草　防己　知母　独活　黄连

白水煎。

人参败毒散

人参　茯苓　甘草　枳壳　桔梗　柴胡　前胡　羌活　独活　川芎　薄荷

加生姜煎。

吴氏达原饮

槟榔二钱　厚朴一钱　草果仁五分　知母一钱　黄芩一钱　芍药一钱　甘草五分

白水煎。

小柴胡汤

柴胡　黄芩　人参　半夏　甘草

加生姜、大枣煎。

炙甘草汤

人参　甘草炙　桂枝　阿胶　蛤粉炒　麦冬　生地　大麻仁

加生姜、大枣、水酒各半煎。

柴胡四物汤

柴胡　半夏　人参　黄芩　甘草　当归　川芎　白芍　生地

加姜、枣煎。

参胡三白汤

人参一钱五分　白术一钱五分　柴胡二钱　白芍一钱五分　白茯苓一钱五分

白水煎。若脉微弱，口渴心烦，加麦冬、五味子。若烦，口苦，心下痞，加黄连、枳实。若不眠，加竹茹。

清脾饮

青皮　柴胡　厚朴　黄芩　半夏　甘草　茯苓　白术　草果

加生姜煎。

大承气汤

大黄_{四钱，酒洗}　芒硝_{二钱}　厚朴_{二钱}　枳实_{一钱}

白水煎。

小承气汤

大黄_{四钱}　厚朴_{一钱}　枳实_{一钱}

白水煎。

调胃承气汤

大黄_{三钱，酒浸}　芒硝_{二钱}　甘草_{一钱}

白水煎。

人参白虎汤

石膏　知母　甘草　人参

加粳米煎。

黄龙汤

大黄_{三钱}　芒硝_{二钱}　厚朴_{一钱五分}　枳实_{一钱}　甘草_{一钱}　人参_{一钱五分}　当归_{二钱}

加生姜五片，大枣一枚煎。

六味地黄汤

熟地　山药　山萸肉　茯苓　丹皮　泽泻

新汲井水煎。

生脉散

人参　麦冬　五味子

白水煎。

四物汤

川芎　当归　白芍　熟地

新汲井水煎。

越婢汤

麻黄　石膏　甘草

加生姜、大枣煎。

阳旦汤

桂枝　芍药　甘草　黄芩

加生姜、大枣煎。

黄芩汤

黄芩　芍药　甘草

加大枣煎。

栀子豉汤

栀子　香豉

先煮栀子，后入香豉，白水煎。

黄连解毒汤

黄连　黄柏　黄芩　栀子_{等分}

白水煎。

小陷胸汤

黄连　半夏　瓜蒌实

先煎瓜蒌实，后内二味，白水煎。

导赤泻心汤

黄连_{酒洗}　黄芩_{酒洗}　山栀_{姜汁炒黑}　滑石_飞　知母_{盐、酒拌}　犀角_镑

甘草_生　人参　麦冬_{去心}　茯苓_{各一钱}

加灯心、生姜、大枣煎。

猪苓汤

猪苓　茯苓　泽泻　阿胶　滑石_{各一两}

白水煎。

天水散_{加朱砂，名**益元散**。}

滑石_{六钱}　甘草_{一钱}

研细末，井水或灯心汤调。

柴葛解肌汤 捶法，加石膏一钱。

柴胡　葛根　甘草　黄芩　芍药　羌活　白芷　桔梗

加姜、枣煎。

吴氏三消饮

槟榔　厚朴　草果　知母　葛根　芍药　甘草　羌活　黄芩　柴胡　大黄

加姜、枣煎。

六君子汤

人参　白术　茯苓　炙草　陈皮　半夏

加姜、枣煎。

归脾汤一方无白芍。

人参　白术　黄芪　茯神　枣仁　远志　木香　当归　白芍　炙甘草

加桂元肉、姜、枣煎。

清燥汤

苍术一钱，炒　白术五分，炒　大黄一钱五分　人参三分　茯苓三分　黄连一分，炒　黄柏二分，酒炒　甘草二分　陈皮五分　猪苓二分　泽泻五分　升麻二分　柴胡一分　五味子九粒　神曲二分，炒　麦冬二分　当归二分，酒洗　生地黄二分

白水煎。

大柴胡汤

柴胡一钱　大黄二钱　枳实一钱　黄芩一钱　半夏一钱　白芍一钱

加生姜三钱，大枣一钱煎。

吴氏清燥养荣汤

知母　天花粉　当归身　白芍　甘草　生地汁　陈皮

加灯心煎。

补中益气汤

人参　白术_炒　黄芪_{蜜炙}　炙草　陈皮　当归　升麻_{蜜炙}　柴胡_炒

加姜、枣煎。

三黄石膏汤

黄柏　黄芩　黄连　栀子　淡豆豉　麻黄　石膏

加生姜、大枣、细茶煎。热服。

防风通圣散_{又名双解散。}

防风　大黄　当归　芍药　芒硝　荆芥　麻黄　栀子　连翘　甘草　桔梗　石膏　滑石　薄荷　黄芩　白术　川芎

加生姜、葱白煎。

逍遥散

柴胡　当归　白芍　白术　茯苓　甘草　薄荷

加煨姜煎。

瓜蒂散

甜瓜蒂_{炒黄}　赤小豆

共为末，熟水或韭水调。量虚实服，或用搐鼻。

葛根葱白汤

葛根　芍药　知母　川芎

加葱白、生姜煎。

平胃散

苍术　厚朴　陈皮　甘草

加姜、枣煎。

吴氏承气养荣汤

知母　当归　芍药　生地黄　大黄　枳实　厚朴

加姜煎。

凉膈散

芒硝　大黄酒浸　山栀　连翘　黄芩酒炒　甘草　薄荷

加竹叶，蜜煎。

四苓散吴氏有陈皮，无白术，亦名四苓散。

茯苓　猪苓　泽泻　白术

白水煎。

桃仁承气汤

大黄　芒硝　甘草　桃仁　桂枝

白水煎。

茵陈蒿汤

茵陈　大黄　栀子

白水煎。

吴氏举斑汤

白芍一钱　当归一钱　升麻五分　白芷七分　柴胡七分　穿山甲二钱，炙黄

加姜煎。

犀角地黄汤

犀角　生地　丹皮　芍药

白水煎。

三黄泻心汤《汤液论》有黄芩，《保命集》有甘草。

大黄　川黄连

以麻沸汤渍之须臾，绞去滓，温服。

藿香正气散

大腹皮　紫苏　藿香　甘草　桔梗　陈皮　茯苓　苍术　厚朴　半夏曲　白芷

加姜、枣。

橘皮半夏汤

陈皮　半夏

加生姜煎。

竹叶石膏汤

人参　半夏　麦冬　甘草　竹叶　石膏

加粳米、生姜煎。

大半夏汤

半夏　人参　白蜜

以水和药，蜜扬之二百四十遍，再煎。

理中汤

人参　白术　炒干姜　炙甘草

白水煎。

十枣汤

芫花熬　甘遂　大戟等分

大枣十枚，煮汤。内药末，强人服一钱匕。

二陈汤

陈皮　半夏　茯苓　甘草

白虎汤

石膏　知母　甘草

加粳米。

白虎加苍术汤

即白虎汤加苍术

白虎举斑汤

石膏　知母　甘草　人参

白水煎。

大陷胸汤

大黄二两　芒硝一升　甘遂一钱，为末

先煮大黄，去滓，内芒硝，煮一二沸，内甘遂末，温服。

大陷胸丸

大黄_{八两}　芒硝　葶苈_炒　杏仁_{去皮尖，各半升}

合研取弹大一丸，别捣甘遂末一钱，白蜜二合，煮服。

抵当汤

水蛭_{三十，猪脂熬黑}　虻虫_{三十，去头、足、翅}　桃仁_{三十，去皮尖，研}　大黄_{四两，酒浸}

白水煎。

八珍汤

人参　茯苓　当归　熟地　白术　甘草　白芍　川芎

加姜、枣煎。

葛根芩连汤

葛根　黄连　黄芩　甘草

白水煎。

麻仁丸

麻仁_{二升}　芍药_{半升}　大黄_{一斤，去皮}　枳实_{一斤}　厚朴_{一尺，去皮}　杏仁_{一升，去皮尖，熬，别作脂}

炼蜜丸。

天王补心丹　一方有石菖蒲四钱，无五味子。一方有甘草。

生地_{四两，酒洗}　人参_{五钱}　玄参_{五钱，炒}　丹参_{五钱，炒}　茯神_{五钱}　桔梗_{五钱}　远志_{五钱，去心，炒}　枣仁_{一两，炒}　五味子_{一两，炒}　天冬_{一两，去心，炒}　麦冬_{一两，去心，炒}　当归_{一两，酒洗}　柏子仁_{一两，炒去油}

蜜丸，朱砂为衣，灯心汤下。

荆防败毒散

荆芥　防风　柴胡　羌活　独活　前胡　川芎　枳壳　人参　甘草　桔梗　茯苓_{等分}

加薄荷叶煎。

仓廪汤

人参　茯苓　甘草　前胡　柴胡　羌活　独活　桔梗　枳壳
川芎

加陈仓米、生姜煎。

四君子汤

人参　白术　茯苓　炙甘草

加姜、枣煎。

异功散

人参　白术　茯苓　炙甘草　陈皮

加姜、枣煎。

附子汤

附子　白术　白茯苓　白芍　人参

白水煎。

吴氏安神养血汤

茯神　枣仁　当归　远志　桔梗　芍药　地黄　陈皮　甘草

加龙眼肉煎。

建中汤此小建中汤。

桂枝　芍药　甘草

生姜、大枣、饴糖煎。

普济消毒饮

黄芩　黄连　人参　橘红　玄参　甘草　桔梗　柴胡　薄荷　连
翘　鼠粘子　板蓝根　马屁勃　白僵蚕　升麻

白水煎。

吴氏蒌贝养荣汤

知母　花粉　贝母　瓜蒌实　橘红　白芍　当归　紫苏子

白水煎。

吴氏柴胡养荣汤

柴胡　黄芩　陈皮　甘草　花粉　当归　白芍　生地　知母

加生姜、大枣煎。

吴氏柴胡清燥汤

柴胡　黄芩　陈皮　甘草　花粉　知母

加生姜、大枣煎。

吴氏人参养荣汤

人参　麦冬　辽五味　地黄　归身　白芍　知母　陈皮　甘草

白水煎。

吴氏参附养荣汤

当归—钱　白芍—钱　生地三钱　人参—钱　附子七分，炮　炒干姜—钱

白水煎。

犀角大青汤

犀角上　大青中　玄参中　甘草下　升麻中　黄连中　黄芩中　黄柏下　山栀中

水二钟，煎一钟。

柴葛五苓散

柴胡　葛根　茯苓　泽泻　猪苓　白术　桂枝

方名索引